Hendrik Vögler • Sinn und Sein meditieren

Hendrik Vögler

# Sinn und Sein meditieren

## Eine Skizze

Mit einem Geleitwort
von Georg Soldner und Thomas Breitkreuz

Bibliographische Information der Deutschen Nationalbibliothek
Die Deutsche Nationalbibliothek verzeichnet diese Publikation in
der Deutschen Nationalbibliographie; detaillierte bibliographische
Daten sind im Internet über http://dnb.ddb.de abrufbar.

ISBN 978-3-95779-019-4

Erste Auflage 2015
Zweite Auflage 2016

© 2015 Info3-Verlagsgesellschaft Brüll & Heisterkamp KG
Typographie, Satz und Umschlag: Frank Schubert,
www.frankundfrei.me
Skizzen vom Autor; Aufnahme Porträtfoto: Lukas Vögler
Druck und Bindung: books factory, Szczecin, Polen

# Inhalt

# Geleitwort

von Dr. med. Georg Soldner und
Dr. med. Thomas Breitkreuz

Unser Freund und ärztlicher Kollege Hendrik Vögler hat – wissend um eine bereits fortgeschrittene, unheilbare Erkrankung – in den letzten Monaten seines Lebens dieses kleine, doch gewichtige Buch geschrieben. Es lag ihm in besonderer Weise am Herzen, dieses Werk als Frucht seines Lebens noch zu vollenden – eines Lebens, das durchzogen und bestimmt war von einer sehr künstlerischen, ehrlichen, dogmatische Einengungen nie akzeptierenden Suche nach der erfahrbaren Wirklichkeit des Geistigen. Nicht die Theorie, aus der heraus sich über das Geistige gut reden lässt, hat ihn interessiert, sondern die seelisch-geistige Erfahrung, die jeder Mensch machen kann, wenn er sich selbst auf den Weg macht. Gedanken und Vorstellungen sind Objekte, über die man reden kann – das wirkliche Geistige ist Wesen, ist Subjekt. Es begegnet uns intim

– sich jeder Verobjektivierung geheimnisvoll entziehend – in uns selbst als unser Ich, als Quelle der Aufmerksamkeit und alles schöpferischen Handelns. Es kann uns begegnen im Du, in der Tiefe menschlicher Begegnung, es ist erfahrbar in der Welt, wenn wir uns auf die Lebensprozesse in Natur und Kunst einlassen.

Hendrik Vögler war als Arzt und Kollege alles andere als ein „Gott in Weiß". Er war für seine Patienten ein aufmerksamer Gesprächspartner und ein Anreger, Krankheit als Anlass zu biographischer Entwicklung zu verstehen, ohne dabei je mit vorgefertigten Antworten aufzuwarten, individuell und ergebnisoffen. Auch in seinem vielfältigen Engagement für die Anthroposophische Medizin, als Vorstand der Gesellschaft Anthroposophischer Ärzte in Deutschland und Leiter der Akademie Anthroposophische Medizin war er ein sozialer Impulsgeber, der auf eindimensionale und selbstgerechte Tendenzen geradezu allergisch reagierte und darauf Wert legte, dass jeder wichtigen Entscheidung ein ehrlicher, die Vielfalt der geistig berechtigen Aspekte würdigender Diskurs voranging.

Das Geistige als erfahrbare Wirklichkeit in der Meditation, als Quell des Schöpferischen in der Kunst, als das prozessual Heilende in der Medizin und – vor allem! – als die eigentliche Kraft für ein WIR, in dem jedes einzelne Ich aufgehoben und nicht relativiert oder abgeschwächt wird: dafür hat sich Hendrik Vögler interessiert, dafür hat er sich eingesetzt. Für dieses WIR – davon war er überzeugt – lohnt es sich, „das Leben aufs Spiel zu setzen", wie er einmal in einem Text schrieb.

Das vorliegende Buch zu schreiben, hat ihn Kraft gekostet. Er musste sich auf das Wesentliche konzentrieren. So ist ein kurzer, fokussierter Text daraus geworden, der ohne Umschweife zur Sache kommt. Worin besteht das Besondere dieser Schrift?

Es ist erstens ein *Praxisbuch* für den Einstieg in die Meditation. Sein Goldgrund ist eine eigene reiche Praxis (die Meditation gehörte für Hendrik Vögler über Jahrzehnte zum täglichen Leben und er praktizierte sie bis zum letzten Tag) und es enthält die Quintessenz der Meditationskurse, die er für seine Patienten und andere Interessierte immer wieder angeboten hat. Es beantwortet in klarer, einfacher Weise Fragen, die beim konkreten Üben von Meditation auftreten.

Zweitens handelt es sich um ein hervorragendes *didaktisches Werk*, das Grundelemente, sozusagen Voraussetzungen der Meditation, beschreibt (Sitzen, Körperübungen, Atem, meditativer Umgang mit Wahrnehmungen und Begriffen), dann an konkreten Beispielen in grundlegende Übungsfelder des Meditierens einführt und schließlich – exemplarisch – eine zentrale Meditation in allen Schritten schildert (Vorbereitung, Aufbau, Vertiefung, Rückweg).

Drittens besteht eine Besonderheit dieses Buchs darin, dass die *inhaltlichen Anregungen der Anthroposophie und der durch sie erschlossene Verständnishorizont des Meditierens* in allen Kapiteln gegenwärtig sind – allerdings nicht derart, dass eine „anthroposophische Meditation" in Abgrenzung zu anderen meditativen Traditionen propagiert würde. Meditation wird geschildert als etwas zum Menschen und seiner Suche nach Sinn Gehörendes, Menschheitliches, Global-Spirituelles. Die Anthroposophie kann dazu einerseits bestimmte Inhalte beitragen und andererseits anregen, den sich in der Meditation erweiternden Bewusstseinsraum differenziert auf imaginativer, inspirativer und intuitiver Ebene zu vertiefen und auszugestalten.

Schließlich ist der Text Ausdruck eines lebenslangen *Zwiegesprächs zwischen Ost und West* und eine Frucht der persönlichen Übungspraxis in beiden Welten, bis in den Titel *Sinn und Sein meditieren* hinein. Im Laufe seines Lebens hat sich Hendrik Vögler übend in meditative Traditionen des Yoga und des Buddhismus genauso eingelebt wie in die christlich-europäische Esoterik und die Anthroposophie. Diesen Geist atmet diese Schrift: In einer souveränen Weise geht es nicht um Abgrenzung und Ausschluss, sondern um Inklusion in der Weise des berühmten Paulus-Wortes: „Prüfet alles und das Gute behaltet." Vielleicht besteht gerade darin das Vermächtnishafte dieses kondensierten Spätwerkes eines übenden Kosmopoliten.

Möge dieses Buch die an der Praxis der Meditation interessierten Leserinnen und Leser finden, für die es geschrieben ist!

# I

# Meditation
# in unserer Zeit

**M**it dem Mut der Verzweiflung und mit neuer Macht drängen Menschen heute darauf, äußere Lebensbedingungen für sich und andere zu erstreiten, unter denen *innere* Lebensmotive möglich werden können: Ein eigenes Leben führen – Wege in die Freiheit. Dabei erweisen sich die Verheißungen der Politik, des „freien Marktes" und der Konfessionen oft eher als Maßregelungen, Instrumentalisierungen oder sogar Ausbeutung des Einzelnen; wir kennen die vielfältigen Verführungen des modernen Lebens, die eher ablenken als hinführen zu einer Suche nach mehr Menschlichkeit.

In allen spirituellen Traditionen kommt auf den Wegen zur Freiheit seit jeher Meditation als wesentliches Instrument ins Spiel. Und obwohl in der Öffentlichkeit Meditation mittlerweile schon als „must be!" gehandelt wird, bleibt sie von einer rätselhaften Aura umgeben. Was ist Meditation? Ein mysteriöses Nichtstun? Eine exklusive Geheimwissenschaft? Eine Einweihung in einen aufwändigen, anstrengenden und entbehrungsreichen Schulungsweg?

Je nachdem: Meditation als geistige Praxis wird häufig verklärt und idealisiert. Oft genug wird sie nicht einmal regelmäßig praktiziert, sondern es wird nur von ihr geschwärmt – egal ob im Buddhismus, im Christentum oder in der Anthroposophie.

Oder sie wird in der Öffentlichkeit weiterhin banalisiert oder verunglimpft – ist das nicht eher etwas für „loser"?

Oder die „Orientierung" nach Innen (dass es dieses Wort so gibt: was ist im „Orient" zu haben oder zu holen?!) wird verleugnet, und aus einem Werkzeug im Ringen um eine eigene Persönlichkeit, aus einem inneren Weg – einem Herzensweg – wird ein Mittel zur narzisstischen Selbstoptimierung, zum Kampf um Macht und Herrschaft in der äußeren Welt.

Unsere Haltung zum „Meditieren" ist äußerst intim – denn es ist eine Haltung der Freiwilligkeit.

Welche Rolle spielen heute traditionelle „Überlieferungen" und welche Rolle spielen die alten „Meister"? Es kann nur um das JETZT zu Findende gehen, etwas, das jeder für sich prüfen und beurteilen kann. Und es geht um das Anfangen, um das Tun – und nicht um das Reden darüber.

Wie finden wir, wie schaffen wir ein maßvolles – mittleres – mögliches Menschliches?

# Meditation aus Sicht der ärztlichen Praxis

Eine Hausarztpraxis spiegelt auch das Leben in der umgebenden Gesellschaft wider. Neben banalen, vorübergehenden Infektionskrankheiten oder langwierigen chronischen, auch lebensbedrohlichen Erkrankungen kommen viele Patientinnen und Patienten mit körperlichen und psychischen Beschwerden, die oft erheblich durch ihre berufliche oder private Alltagssituation beeinflusst sind und mit ihrem Lebensstil zusammenhängen. Diese Leiden führen sogar manchmal in die vollständige körperliche „Erschöpfung" beziehungsweise psychisch bis zu krisenhafter „Verwirrung".

Der Hausarzt ist herausgefordert, auf sich ankündigende depressive Entwicklungen oder Burnout-Syndrome aufmerksam zu sein und Ansätze zur Vorbeugung anzubieten. Denn es hat sich gezeigt, dass neben den Patienten mit der „Vollkasko-Mentalität" („die Krankenkasse ist für meine Gesundheit zuständig und soll dafür sorgen, dass sie erhalten bleibt!") immer mehr Patienten eigenverantwortlich mit ihren Beschwerden und möglichen Therapieangeboten umgehen wollen und auch Anregungen zur Selbsthilfe suchen.

Aus dieser Erfahrung der ersten zehn Jahre meiner Hausarzttätigkeit entwickelte sich in Zusammenarbeit mit dem Ita Wegman-Therapeutikum in Dortmund das *„Gesundheitstraining – Lebenskräfte"*. Das Ita Wegman-Therapeutikum arbeitet seit 1993 medizinisch-therapeutisch auf den Grundlagen der Anthroposophischen Medizin. An jeweils zehn Abenden wurden in diesem Sinne theoretisch und praktisch Themen wie Bewegung, Ernährung, Kreativität, Sozialkompetenz, meditative Praxis und anderes von verschiedenen Dozentinnen und Dozenten behandelt mit dem Ziel, mehr Selbstverantwortlichkeit im Bereich der Gesundheit anzuregen und zu fördern. Bald stellte sich heraus, dass vor allem praktische Übungen aus dem Bereich der „Meditation" (Selbstwahrnehmung, Schulung der Aufmerksamkeit, Imaginationsübungen und anderes) Möglichkeiten zur Selbstbesinnung und Neuorientierung eröffnen konnten und so individuelle Lebensstilveränderungen zur Stärkung der Gesundheit eingeleitet wurden.

Da das Interesse an einer weiteren Vertiefung dieser meditativen Praxis bei den Teilnehmerinnen (es waren in der Tat doch meistens Frauen!) – trotz unterschiedlichster beruflicher, kultureller oder religiöser Standorte! – überraschend groß war, habe ich dann einen Kurs *„Sinn und Sein – Einführung in die Meditation"* angeboten und mittlerweile 14 Mal in zwölf Jahren durchgeführt. Die durchweg meist positive Resonanz – es wurde häufig auch nach Fortsetzungsangeboten gefragt – hat mich dazu bewegt, Konzept und Erfahrungen zusammenzufassen und zur Verfügung zu stellen.

## Der individuelle Lebenslauf

Warum haben wir „Meditation" überhaupt in den Kurs „Lebenskräfte" im Zusammenhang mit unserer Gesundheit aufgenommen? Zusätzlich zu – oder auch unabhängig von – den genannten Symptomkomplexen im Sinne von „Verwirrung" und „Erschöpfung" (die mittlerweile fast schon zum Zeitgeist gehören), ergibt sich häufig ein biographisches Motiv für die Patientinnen und Patienten zur Auseinandersetzung mit dem Thema Meditation. In der Lebensmitte kommt die oft turbulente Auseinandersetzung mit der eigenen Herkunftsgeschichte an eine Art Nullpunkt, an ein Nadelöhr – und man steht vor der Frage: Was fange ich mit dem, was bis jetzt aus mir geworden ist, an? Wie kann ich meine eigenen Impulse entdecken, identifizieren? Und wie kann ich sie zur Weichenstellung bei der Gestaltung in meinem zukünftigen Leben machen?

Diese Phasen verlaufen häufig krisenhaft, mit Konfrontationen und Widerständen im äußeren Leben (Beziehungskrisen, Arbeitsplatzkonflikten u.a.) und innerlich begleitet von neuen Ängsten, die einen zu überwältigen drohen, dem Gefühl, „sich zu verlieren" (aber hatte man „sich" denn je gefunden – oder erfunden?). Es geht um eine neue, eigene Orientierung: Wo ist mein innerer Standort? Wie finde ich mich (wieder)?

Meditation – in welchem Sinne werden wir noch sehen – kann eine Methode für diese Orientierung werden.

# Meditationsangebote heute

Meditation ist zwar sowohl in der Wissenschaft als auch in den Medien zunehmend gesellschaftsfähiger geworden und inzwischen auch Gegenstand der wissenschaftlichen Forschung, mit steigender Tendenz. Allerdings sind die Kursangebote zum ersten Kennenlernen und zum Erlernen einer täglichen Praxis häufig atmosphärisch einseitig vorgeprägt und erscheinen für viele fremd, geheimnisvoll und unzugänglich. Hier eine Übersicht zu bekommen ist für die meisten Interessierten oft verunsichernd oder sogar abschreckend. Andererseits finden sich mittlerweile in fast jeder Wochenzeitschrift immer wieder mal Anleitungen zur Meditation zum „Selberlernen", oft aber auch auf eher oberflächlichem Niveau.

Die Mehrzahl der Angebote zur Einführung in Meditation ist ihrem Ursprung nach in einer östlichen Tradition oder Philosophie beheimatet. Orientalische Quellen verschwimmen heute manchmal im Yoga – im letzten Jahrtausend vor unserer Zeitrechnung aus dem frühen Hinduismus hervorgegangen – und dem Buddhismus, der sich ab dem 5. bis

4. Jahrhundert vor unserer Zeitrechnung nach dem historischen Gautama Buddha entwickelt hat. Es gibt eine Fülle hinduistischer und buddhistischer Schulen, die sowohl regional als auch weltweit organisiert auftreten und Meditation mit starker Betonung der Überlieferung durch die alten „Meister" lehren. Oder sie treten, wie im Zen-Buddhismus, moderner und auf hohem intellektuellem Niveau auf – mit einem an den Westen angepassten, allgemein-philosophischen Anspruch.

Daneben gibt es viele, zum Beispiel von den konventionellen christlichen Kirchen ausgehende, regionale Meditationskurse und Seminare mit mehr pragmatischen, an der Praxis des Alltags orientierten Ansätzen und Zielen. Ein weiterer großer Bereich, zu dem auch viele Yoga-Richtungen gehören und die mehr körperorientiert sind, umfasst Kurse mit nur vereinzelten meditativen Anteilen bis hin zu eher Wellness-orientierten Angeboten.

Durch die genannten kulturellen oder religiösen Prägungen kann eine Schwelle für viele an Meditation Interessierte entstehen, wenn sie das Gefühl bekommen, Erscheinungsformen und Hintergründe nicht wirklich verstehen zu können. Sie wollen sich aber auch nicht „verkaufen" an Bewegungen, die sie (noch) nicht durchschauen können. Abschreckende Beispiele von Organisationen mit sektenartigen Strukturen, in denen Meditation eine zentrale Rolle spielt, kommen immer wieder an die Öffentlichkeit.

Diese Reihe lässt sich weiter fortsetzen und täglich kommen neue Phänomene hinzu. Eine Übersicht ist damit an dieser Stelle nicht gemeint, sondern eher ein Blick auf die schwierige Situation der Neugierigen mit ihrer verwirrende Ausgangsfrage „Was ist Meditation? Was passt zu mir?"

## Unsere kulturelle Herausforderung

Sogyal Rinpoche, der Autor des mittlerweile seit über 20 Jahren weltweit verbreiteten Werkes *Das tibetische Buch vom Leben und vom Sterben,* schreibt lapidar:

„Ohne die wahre Natur des Geistes erkannt zu haben kann niemand angstfrei und in Zuversicht sterben." Und der Buddhismus meint damit: auch nicht angstfrei und in Zuversicht leben.

Im Westen stellt sich vor dem Hintergrund der Entwicklungen in der Neurobiologie immer offener die Zeitfrage: *Was ist* Geist? Sie wird eine existentielle Herausforderung für jeden Zeitgenossen. Vor dem Hintergrund der Fülle der genannten Meditationsangebote ist die Spannbreite von Wissen, Glauben und Erfahren mittlerweile eine Frage der praktischen Erfahrung jedes Einzelnen – nicht mehr nur der Reflektion des wissenschaftlichen Diskussionsstandes, sondern des „Könnens". Was ist Bewusstsein? Was ist Wirklichkeit? Was bedeuten „Ich" und „Selbst"?

Diese Motive sind zentrale Meditationsmotive und bilden den „Grund" für Anleitungen zum Meditieren. An sie muss ansatzweise herangeführt werden und wir werden darauf zurückkommen, ohne in diesem Rahmen einen Überblick über den Stand des wissenschaftlichen Diskurses geben zu können.

Die vergangenen Jahrhunderte waren vornehmlich Epochen der Erforschung und Eroberung der äußeren Natur mit der Entwicklung der Technik – mit all ihren ambivalenten Konsequenzen für den Lebensraum des Menschen. Wenn man die aktuellen Entwicklungen in Philosophie, Psychologie und Soziologie weiterdenkt, werden sich kommende

Epochen vermutlich mehr in die Erforschung dessen, was in den verschiedenen spirituellen Traditionen allgemein die „Geistige Welt" genannt wird, vertiefen: Aufwachen, die geistigen Augen aufschlagen. Meditation steht dabei im Zentrum.

## Das Konzept von „Sinn und Sein"

Vor diesem hier nur andeutungsweise in seiner Komplexität dargestellten Hintergrund wurde bei der Konzeption des Meditationskurses „Sinn und Sein" im Ita Wegman-Therapeutikum (IWT) von Anfang an auf eine eher grundlegende, unauffällige, neutrale Erscheinungsform Wert gelegt. In den Ankündigungen ging es sowohl um die Betonung von Praxisnähe (Anwendung im Alltag) als auch religiöse Voraussetzungslosigkeit. Unter anderem hieß es:

„Ziel des Kurses ist es, meditative Übungen so kennenzulernen, dass sie regelmäßig im Alltag angewendet werden können. Über Körperwahrnehmung und Atemerfahrung können Sie lernen, sich zu spüren, sich in Ihrem Körper wohlzufühlen und zu sich zu kommen. Über verschiedene Stufen der Besinnung können Sie Ihre Konzentrationskraft stärken und Denken und Vorstellen vertiefen: Alltagsgegenstände, ‚Naturdinge' ‚Lebensvorgänge', ‚Lebewesen', Ideen und Ideale. Mit dieser Schulung der Aufmerksamkeit kommt es zu einer Vertiefung der Empfindung und zu einer neuen Erfahrung von Selbst-Bewusstsein."

Es wurde auch bewusst vermieden, von einer Einführung in die „anthroposophische Meditation" zu sprechen. Spezifische Merkmale hierfür sind bisher nur ansatzweise ausgearbeitet und gegenwärtig Gegenstand verschiedener Forschungsbemühungen.

Seit Beginn der Kurse vor zwölf Jahren äußerten die Teilnehmer sehr unterschiedliche, aber auch immer wiederkehrende Motive und Erwartungen für ihre Teilnahme. Genannt wurden: Der Wunsch, zu sich zu kommen, etwas für sich zu tun, sich entspannen zu lernen, Neuorientierung in Krisen zu finden, alte gute Erfahrungen wieder aufzugreifen, etwas für die spirituelle Entwicklung zu tun, mehr Gelassenheit zu lernen, neue Erfahrungen zu machen, das Bewusstsein zu erweitern, im Sozialen besser zurechtzukommen. Zusammenfassend könnte man sagen: Es geht um Selbsterfahrung, Selbststabilisierung, Selbstbefreiung, um Selbstsuche, Selbstfindung, Selbstverwirklichung.

## Mein persönlicher Zugang

Wie ist meine persönliche Affinität zum Thema „Meditation" entstanden (nicht jeder Hausarzt meditiert, geschweige denn, dass er es in seiner Ausbildung lernt!)? Und wie haben sich meine eigenen „meditativen Erfahrungen" in meiner Biographie entwickelt?

Ich kann mich erinnern an schlaflose Nächte in der Pubertät, in denen ich irgendwann anfing, aus Lust am Denken (?) oder aus Langeweile (?) meine Gedanken zurückzuverfolgen: Wie bin ich auf diesen Gedanken gekommen? Welcher Gedanke hat zu dem nächsten Gedanken geführt? Welcher innere Zusammenhang der Assoziationen kann sichtbar werden? Es verschaffte mir ein

Gefühl von Wirklichkeitsnähe und von mehr Selbstgewissheit, wenn mir die Art der Vernetzung meiner Gedanken bewusst wurde.

Einige Jahre später – zu Beginn meiner Zwanziger – stand ich mit einem Schauspielerfreund in einem intensiven Dialog, in dem es immer wieder darum ging, welche äußeren beziehungsweise inneren Faktoren eigentlich unser Bewusstsein beeinflussen beziehungsweise bestimmen: äußere gesellschaftliche Verhältnisse oder eine innere „geistige Quelle", Klassenkampf oder Mystik, die Frage nach der Persönlichkeit – mehr philosophisch-politischer Diskurs als spirituelle Erfahrung.

Diese spirituelle Erfahrung wurde mir dann in einem lichtdurchfluteten Sommerurlaub an einem spanischen Strand zuteil, im Hintergrund eine neue Liebesbegegnung, als sich in einem tiefsinnigen Gespräch mit diesem Freund über den „eigenen Ursprung" eine innere Tür öffnete. Eine Gewissheit in der Art trat auf: Ja, es gibt so etwas wie einen ganz eigenen Ursprung meiner selbst – und das verbindet mich mit der ganzen Welt! Diese Erfahrung hat mein Leben gründlich umgekrempelt.

Wieder ein Jahr später bei einem längeren Japanaufenthalt lernte ich in der Szene der Ausländer in Tokio die hingebungsvollen, Orange gekleideten Jünger eines 14-jährigen (?!) indischen Gurus kennen, die mich mit Gesängen und Tänzen von der Kraft und Wärme ihrer Botschaft und ihrer Gemeinschaft inspirieren wollten. Sie sprachen mich mit ihrer Herzlichkeit zwar an, aber machten mich intellektuell eher skeptisch.

Beeindruckender waren die Stille der Zen-Gärten, die lächelnden Buddha-Statuen, der freie leere Raum, der entstehen konnte durch die Shakuhachi-Flöte, die sanften Pinselstriche japanischer Schriftzeichen inmitten der Betriebsamkeit der Millionenstadt Tokio. Die Sparsamkeit und der Sinn für das Essentielle in der Ästhetik weckten in mir eine innere Verwandtschaft, die sich durch die Literatur über Zen-Buddhismus auch intellektuell weiterentwickeln konnte.

Zurück in Deutschland praktizierte ich mehrere Jahre Ananda Marga-Yoga in einer „Landkommune", die sich sowohl mit sozialen Projekten (Kindergärten, Bioläden, Gartenbau) als auch im Unterricht von Asanas (Körperstellungen) und meditativen Übungen engagierte. Hier gewöhnte ich mich an das regelmäßige tägliche Üben und konnte es mir über die Jahre zur Gewohnheit machen.

Hinzu kam eine Schulung in einer meditativ orientierten Atem- und Lösungstherapie bei der Atemtherapeutin Alice Schaarschuch, die – in der gleichen Generation wie J. H. Schultz, dem Begründer des Autogenen Trainings und Ilse Middendorf („Erfahrbarer Atem") – eine gleichermaßen christlich wie östlich orientierte Schulung der Aufmerksamkeit im Umgang mit dem Atem entwickelte. Meine wichtigste Erfahrung hierbei war, unterscheiden zu lernen: Was sind Wahrnehmungen an Körpervorgängen im Gegensatz zu Vorstellungen?

Erst durch die Theorie und Praxis der Anthroposophie fand ich eine für mich grundlegende philosophische und praktische meditative Übungsanleitung zur weiteren Vertiefung des Bewusstseins. Dazu gehörte zum einen der intensive Umgang mit den Übungen der sogenannten „Klassenstunden der ersten Klasse" seit 1976 regelmäßig bis heute. In diesen Texten stellt Rudolf Steiner zentrale Inhalte der Anthroposophie in zum Teil sehr komplexer mantrischer Form zur meditativen Übung zusammen.

Eine weitere wesentliche Vertiefung und Grundlegung meiner meditativen Erfahrungen fand ich in den philosophischen und praktischen Übungsanregungen des Autors und Seminarleiters Georg Kühlewind, der sehr differenziert auf die Beobachtung der elementaren Bewusstseinsprozesse von Wahrnehmen und Denken eingeht und damit eine Art grundlegender Grammatik für die meditative Praxis entwickelt (siehe hierzu auch die Literaturhinweise im Anhang).

Aus diesen verschiedenen Elementen (der Hingabe, dem Üben, der „Stimmung" aus der Zeit des Yoga, den spirituellen Themen der Klassenstunden aus der Anthroposophie und der „Grammatik" der Aufmerksamkeitsschulung von Georg Kühlewind) bildeten sich die Grundlagen meiner meditativen Praxis. Hinzu kamen zum Teil schmerzvolle biographische Selbsterfahrungen, aber auch entgrenzende Naturbegegnungen, in denen mir meine anfängliche meditative Praxis zunehmend Selbstvertrauen und Zuversicht zum Weitermachen vermittelte und Möglichkeiten für meine Patienten eröffnet hat.

Durch den literarischen Vergleich mit anderen meditativen Praktiken und durch den allerdings eher spärlichen Austausch mit „Gleichgesinnten" in den letzten Jahren konnte ich zunehmend mehr Selbständigkeit im Umgang und der Entwicklung von eigenen Übungen finden. Diese Überschau und Orientierung im meditativen Terrain (langsam wissen, worum es geht) ermutigte mich schließlich, eigene Kurse mit Anleitungen zum Meditieren für meine Patienten anzubieten.

Warum also noch ein Buch über Meditation?

Ein wichtiger Impuls für diesen Text geht zurück auf die später noch ausführlicher besprochene Anregung von Georg Kühlewind: „Experimentieren Sie!" Auch wenn alles schon da ist, vielfach differenziert beschrieben, will es doch individuell ergriffen werden: Nachschaffen, neuschaffen, weiterschaffen. Dies wurde mit dem Kurs „Sinn und Sein" versucht und hat sich in Ansätzen realisieren lassen. Und zu ähnlichen Versuchen – nicht nur, aber auch in Hausarztpraxen! – soll dieser Text ermutigen. Es ist ein Meditationsbuch aus der Praxis, aus dem langjährig entwickelten Kurs, es enthält keine Hypothesen und keine Appelle, sondern Erfahrungen – mit dem Ziel, es nicht (nur) zu lesen und zu reflektieren, sondern zu üben, zu tun – mit Meditation anzufangen, damit dann in einer nächsten Phase eine Gewohnheit, eine gute Gewohnheit draus werden kann.

Denn die Ausgangssituation war die für mich als Hausarzt eingangs beschriebene Lage der Patienten: Wie kann man der Tendenz zu Verwirrung und Erschöpfung als Patient selbstwirksam begegnen und Stabilisierung und Orientierung im Leben entwickeln? Und welche Rolle kann hierbei Meditation spielen?

# II

# Anfangen

Sich sammeln, sich besinnen – dies ist die Grundlage und Voraussetzung für eine meditative Schulung und bildet die Möglichkeit dafür, dass der Mensch sein Bewusstsein richten kann.

Man kann sich sowohl auf die Tastempfindung konzentrieren, die entsteht, wenn zum Beispiel die linke Ferse im Schuh auf dem Boden steht. Oder man kann seine Aufmerksamkeit auf eine Farbvorstellung richten, zum Beispiel, wie die Farbe Türkis sowohl grüne wie auch blaue Anteile enthält. Oder man kann beim Nachsinnen über den Begriff *Licht* erfahren, wie sich der Bewusstseinsbereich insgesamt *erhellt*.

Dieses Vermögen, Aufmerksamkeit zu fokussieren und zu vertiefen ist als *aktive* Geste ein wesentliches Element meditativer Schulung. Es repräsentiert einen (relativen) Freiheitsgrad des Menschen gegenüber dem Tier, das sehr viel mehr mit seiner Aufmerksamkeit in seine spezifische Umgebung eingebunden ist.

Ich halte diesen (relativen) Freiheitsgrad, diese Möglichkeit des Ausrichtens der eigenen Aufmerksamkeit für die Voraussetzung für das Philosophieren, für die Fähigkeit, begreifen, sich distanzieren zu können und eben auch für die Meditation (sich lösen, sich integrieren können).

Eine ganz andere Qualität der inneren Haltung im Bewusst-Sein ist das eher *passive*, hingegebene Fragen, bei dem wir Eindrücke im Wahrnehmen entstehen lassen. Wie kann man dies erfahren beziehungsweise üben?

In der Praxis hat es sich bewährt, mit Übungen zur Körper- und Atemwahrnehmung zu beginnen, gerade wenn man etwa den Tag über anstrengende Tätigkeiten oder Konstellationen hinter sich hat. Dann ist es hilfreich, zunächst einmal ein „Hier und Jetzt"- Erlebnis zu ermöglichen.

Ein weiterer wesentlicher Baustein neben dieser Aufteilung in „körperliche" und „geistige" Übungen ist, sofern man sich einer Gruppe angeschlossen hat, der regelmäßige Austausch über die konkreten persönlichen Erfahrungen unmittelbar im Anschluss daran. Es entsteht erst zögerlich eine Bereitschaft, eigene Bewusstseinserfahrungen überhaupt ernst zu nehmen und dann diese auch noch zum Ausdruck zu bringen. Allerdings wird gerade durch den Austausch die Bemühung um Bewusstheit gesteigert. Man bemerkt, wie andere innerlich an ähnlichen

Schwellen tasten und suchen und wird letztlich zum Ausprobieren ermutigt.

Zum Konzept gehören somit drei unterschiedliche Elemente: Das erste ist die praktische Durchführung der Meditationsübung (Körperübung, Vorstellungsübung, Imaginationsübung und so weiter). Das zweite ist der – sofern man einer Übungsgruppe angehört – anschließende Austausch über die konkreten Erfahrungen an der Übung selbst. Und dabei geht es eben nicht darum, über das zu spekulieren, was bei der Übung passieren *könnte*, sondern um einen Bericht über das, was stattgefunden hat. Beim Austausch in der Gruppe ist dieser Unterschied deutlich erlebbar, ob jemand von seinen Erfahrungen oder seinen Vorstellungen spricht. Drittens geht es um das regelmäßige Üben der angeleiteten Übungen, möglichst täglich, um eigene Erfahrungen zu vertiefen, zu wiederholen, zu erweitern. Hilfreich ist dann der neuerliche Austausch über die zwischenzeitlich gemachten Erfahrungen. Durch diese oft sehr persönlichen Mitteilungen kann in einer Gruppe ein vertrauensvoller Respekt gegenüber den anderen Teilnehmern entstehen.

# Körper- und Atemübungen

Der Anteil der Darstellung der Körperübungen soll hier nicht im Vordergrund stehen. Vergleichbares ist zu finden zum Beispiel beim „Bodyscan" des Mindfullness based Stress Reduction Programms nach Jon Kabat Zinn oder in den Übungen aus dem „Erfahrbaren Atem" nach Middendorf. In einer ersten Etappe geht es um die Wahrnehmung von Tastempfindungen, ein Sich-Hingeben an die auf den Körper wirkenden Umgebungsprozesse (Schwerkraft) und Übungen zum Loslassen. Der erste Schritt ist dabei das Ertasten der Berührung mit der Erde. Ganz gleich, ob wir sitzen, stehen oder liegen, immer entsteht bei der Besinnung auf das Schwereerleben an beziehungsweise auf ihrer Unterlage, die uns trägt, eine Berührungserfahrung. Es gilt zunächst, sich dieses Kontaktes bewusst zu werden, zu spüren, wie man liegt, steht oder sitzt und sich diesem Eindruck hinzugeben. Diese Eindrücke können durch gezielte Lagerungen und Dehnungen, wie man sie auch aus der *Feldenkrais-Methode* kennt, intensiviert und differenziert werden.

In einem zweiten Schritt geht es um die Wahrnehmung der Atemtätigkeit im Körper: Wo bewegt der Atem meinen Körper? Durch eine Fülle weiterer Dehn- und Lagerungsübungen kann die Erfahrung vertieft werden, dass der Atem den Körper bewegt und durchströmt – wenn er nicht durch Verspannungen oder Verkrampfungen behindert ist. Speziell in diesem Kurs wurden Übungen angewandt, die die verschiedenen Qualitäten der Atmung im Bauch- und Beckenbereich, im Brustbereich und im Kopfbereich erfahrbar machen. Dies führt zu einer ersten Form von Selbsterfahrung, in der man sich nicht unbedingt einheitlich, sondern gegliedert (in Polaritäten) erleben kann – „aber alles gehört zu mir!" Dieses Motiv der gegliederten Einheit wird wiederum als ein Erfahrungselement für die später darzustellende „zentrale Meditation" verwendet werden.

Rudolf Steiner hat sich verschiedentlich zum „alten Yogaweg" geäußert, der heute als meditativer Schulungsweg vor allem in Bezug auf die Regulation der Atmung (Pranayama) nicht mehr geeignet und in gewisser Hinsicht sogar schädlich sei. Dies ist hier nicht gemeint. Es geht bei dieser Form der Atemübungen nicht um eine bestimmte Gestaltung der

Atemtätigkeit, sondern eher um das Gegenteil, um deren Lösung beziehungsweise Befreiung. Wenn der Körper durch wenig Verspannungen und Verkrampfungen insgesamt gelöst ist, kann der Atem seine Lebenskraft, die die Aufrichtung stärkt und in die Zukunft und ins Handeln führt, entfalten. Die von Rudolf Steiner für die Zukunft angeregte „Sinnesatmung" ist in den folgenden Übungen integriert.

## Vorbereitende Übungen für die Meditation

Meditation findet im Bewusstsein statt. „Mind is like a drunken monkey stung by a scorpio", heißt es in einer bekannten Yoga-Unterweisung („Das Bewusstsein ist wie ein besoffener Affe, der von einem Skorpion gestochen wurde"). Das Zitat spricht die gewöhnliche Turbulenz im Bewusstsein an. Das frei flottierende Alltagsbewusstsein wird ständig durch Eindrücke von außen und Impulse von innen, aus dem Körper oder der Psyche agitiert. Bei der Meditation geht es unter anderem darum, auf die Entstehung dieses Bewusstseinsgemenges, auf die einzelnen Elemente im Bewusstsein aufmerksam zu werden. Zur Vorbereitung muss man den Bewusstseinsstrom entschleunigen oder verlangsamen, um ihn beobachten zu können.

Zu dieser Vorbereitung für die Meditation gehören Übungen zur Konzentration: wir lernen, bei einer Sache zu bleiben. Rudolf Steiner hat in den sogenannten Nebenübungen eine Übung zur Gedankenkontrolle beschrieben. Georg Kühlewind und andere haben diese Übungen an verschiedenen Stellen weiter differenziert. Es kommt dabei darauf an, dass man einen Gegenstand des alltäglichen Lebens (eine Gabel, eine Büroklammer, einen Kleiderhaken oder ähnliches) zum Thema der Konzentration macht und an nichts anderes denkt als an diesen einen Gegenstand. Eine Pinzette zum Beispiel: Was ist eine Pinzette? Wie sieht eine Pinzette aus? Wann wird etwas zu einer Pinzette? Es geht darum, sich eine Pinzette vorzustellen und sie innerlich vor sich zu sehen.

Daran anschließend kann die Frage auftreten: Soll ich das nun „denken" oder soll ich das „sehen?" Hier hat sich aus der Erfahrung die pragmatische Antwort bewährt, dass es kein Vorstellen beziehungsweise Sehen ohne ein bisschen Denken gibt, aber auch kein Denken ohne ein bisschen Sehen beziehungsweise Vorstellen. Wenn man in der Lage ist, die Komplexität dieses Sachverhalts anfänglich zu erfassen, ist ein wesentlicher Schritt in der Beobachtung von Bewusstseinsprozessen getan. Es geht darum, sich auf das Abenteuer des Bewusstseins einlassen: selber zu denken und sich dabei zu beobachten.

Diese angedeutete Mehrschichtigkeit drückt sich auch aus in dem Begriff „sinnen", in dem sowohl das Vorstellungselement (ein sinnliches Bild schaffen) enthalten ist, gleichzeitig aber auch das Erfassen des Sinns eines Gegenstandes. Im Falle unseres Alltagsobjekts, der Pinzette, heißt das, an der Gestalt die Funktion zu erkennen, indem wir sie *denken*.

Unser Alltagsbewusstsein ist erfüllt von Sinneseindrücken, es ist von den Sinnesorganen angeregt (Farben, Geschmack, Tasteindrücke), gleichermaßen aber auch von Begriffen, die aus einer ganz anderen Richtung ins Bewusstsein kommen (im Fall der Pinzette: Rand, Spitze, Metall und so weiter). Im Alltagsbewusstsein verbinden wir diese Elemente oft unbewusst, schnell, reflexartig. Wenn man auf diesen Vorgang aufmerksam wird, kann der Eindruck entstehen, dass es die Wirklichkeit nicht fertig gibt, sondern dass sie sich im Bewusstsein durch mich bildet, durch die Verknüpfung von Wahrnehmungen und Begriffen. Die physische Welt *erscheint* nur so, als ob sie „vorher" schon da wäre. Wir leben dann nicht (nur) in einer Welt der Tatsachen, sondern auch in einer Welt der Bedeutungen. Der „Stoff" des Bewusstseins erweist sich als plastizierbar, fließend, verschiedene Formen ermöglichend. Wirklichkeit ist dann nicht etwas Fertiges, sondern sehr wohl etwas Schöpferisches und kann sehr unterschiedlich wirksam werden.

Eine weitere Stufe meditativer Schulung besteht also darin, diesen Prozess des Zusammenfügens von Wahrnehmung und Begriff in der Erfahrung beobachten zu lernen. Dadurch entsteht eine Fähigkeit, sich von der Zwangsläufigkeit und Selbstverständlichkeit dieses Vorganges zu distanzieren, sich darüber zu stellen und dadurch gleichzeitig Voraussetzungen für innere Zurückhaltung zu schaffen. Gleichzeitig wird durch den theoretischen und praktischen

Umgang mit dem Denken deutlich, dass es bei der Meditation im anthroposophischen Sinne keineswegs um eine Unterdrückung des Denkens, sondern um seine Erweiterung, Vertiefung, Differenzierung, Verlebendigung geht.

## Verunsicherungen

Eine häufig gestellte Frage beim Meditieren lautet: „Mache ich das richtig?" Antwort: Man kann nicht „falsch" meditieren! Jedes Bild, jeder Gedanke, der als erstes zum Meditationsthema „in den Sinn kommt" – man bedenke die Formulierung! – wird Ausgangsrealität, „Material" für die eigene Meditationserfahrung. Sie kann erweitert werden, kann vertieft werden, kann sich weiter entwickeln, aber der „erste Eindruck" (Ein-druck – von woher „drückt" da etwas?) gibt eine Richtung vor.

Ich möchte bei diesen ersten Schritten jeden dazu ermutigen, jedes eigene Erlebnis ernst zu nehmen als einen Keim, in dem sich der Inhalt, die Gesamtheit, das „Wesen" des

Meditationsthemas schon andeuten kann. Hierauf werden wir noch zurückkommen.

An dieser Stelle wird aber schon deutlich, dass zwei unterschiedliche Vorgänge den meditativen Prozess ausmachen, die schon angedeutet wurden: Einmal das bereits erwähnte, aktive Fokussieren auf das Meditationsthema, durch das wir es zur Frage erheben, zum andern das Sich-öffnen für Eindrücke, für Gedanken und Gefühle, die wie eine Art Antwort aus dem Untergrund des Bewusstseins im Bewusstsein auftauchen und erfahrbar werden.

Für diese beiden meditativen Grundgesten haben sich mittlerweile in der wissenschaftlichen Meditationsforschung die Begriffe „focused attention" und „open monitoring" etabliert. Es ist bemerkenswert, dass im Prinzip in allen Arten von Meditation, ganz gleich aus welchem kulturellen Urgrund sie sich entwickelt haben, diese beiden Qualitäten auffindbar sind.

Im weiteren Umgang mit der konkreten Meditationsübung – zum Beispiel mit der Pinzette – kommen wir zwanglos von der Gestalt der Gegenstände zu ihren Funktionen, zu ihren Tätigkeiten: Was „tut" die Pinzette (oder der Stuhl, die Treppe)? Dazu müssen wir die Dinge innerlich in Bewegung beziehungsweise sie in den für sie typischen Zusammenhang bringen. Mit der Pinzette etwa wird beim Zahnarzt eine kleine Menge Watte „gegriffen". Durch weitere Übungen an ganz andersartigen Pinzetten (zum Beispiel Pinzetten zum Haarauszupfen oder für die Reparatur beim Uhrmacher) kann mir immer mehr das Allgemeine jeder nur möglichen Pinzette in den Sinn kommen: der zusammendrückbare Griff, die beiden federnden „Schenkel", die Spitzen, die mit dem zu greifenden Objekt in Kontakt kommen... Das Bild der Pinzette in Funktion wird „flüssig", es wird eine Art Urbild (besser: Vorgang) in Aktion (oder „Inbegriff" der Pinzette). Es wird als Idee lebendig und entwickelt zunehmend ein Eigenleben, das man immer neu befragen kann.

Es wurde im Kurs wiederholt hinterfragt, was es bringen soll, wenn es um so etwas Tiefsinniges wie Meditation geht, sich mit diesen toten Alltagsgegenständen zu beschäftigen. Sie sind aber als Themen für Bewusstseinsübungen deswegen geeignet und notwendig, weil man mit ihrer Hilfe lernen kann, sich in den Prozessen und Gesetzen des Bewusstseins anfänglich zurechtzufinden. An den unbelebten Gegenständen des täglichen Lebens, bei vom Menschen geschaffenen Gegenständen kann man üben, von der „Erscheinung" (Gestalt) zur Idee, zum „Wesen" vorzudringen, um dann auf einer anderen Ebene, etwa an den Motiven aus der Natur, diesen Schritt ebenfalls, beispielsweise an den Elementen Erde, Wasser, Luft, Pflanzen oder am Phänomen des Wetters zu versuchen.

Schon bei der konzentrierten Vorstellung von Gegenständen kann man nach dem ersten Schritt (von der Gestalt zur Funktion) in einem zweiten Schritt seine Aufmerksamkeit darauf richten, welches Gefühl damit verbunden ist, welche Stimmung entsteht, wenn man sich auf die unterschiedlichen Eindrücke und Wirkungen zum Beispiel von Putzwolle, von einem Gemüsemesser oder einem Schaukelstuhl einlässt. Die „Bilder" werden zunehmend „musikalischer", wesenhafter in dem Sinne, dass sie ein Eigenleben zu führen beginnen.

# Wasserkreislauf

Eine weitere Übung kann beim Phänomen des Wassers ansetzen:

Wir folgen innerlich den „Wegen des Wassers", lassen uns von ihm mitnehmen: Von einer Quelle als kleines Bächlein, das – der Schwere folgend – mit anderen Bächen zusammenfließt, sich weiter ins Tal windet und sein Bett in die Erde gräbt, zu einem kleinen Fluss wird, gleichzeitig die Landschaft formt und sich in die Landschaft einpasst, mit anderen Flüssen vereinigt und schließlich als mächtiger Strom ins offene Meer mündet: Die Ozeane als einheitliche Wasseroberfläche verbunden über der gesamten Erdkugel, bewegt durch Wetter und Gezeiten.

Diese Wasseroberfläche ist dem Luftraum exponiert, das Wasser löst sich „unsichtbar" aus dem Meer oder trocknet in einer Pfütze, es verdunstet, steigt auf und wird luftartig. Es verdichtet sich erneut in der Kälte der Höhe, indem es um kleinste Partikel kondensiert, Wolken bildet, die sich sättigen, übersättigen und als Regen der Schwerkraft der Erde nachgeben, als Tropfen fallen, die die Pflanzenwelt der Erde durchfeuchten, sich in der Erde

sammeln, als Grundwasser zusammenfließen – und erneut als Quellen zutage treten.

Bei den ersten Erfahrungen mit diesem
Meditationsthema wird man feststellen, dass
man zu manchen Etappen dieses Weges eine
emotionale Affinität hat, dass sie einem ver-
traut erscheinen. Andere Etappen dagegen
bleiben zunächst in der Vorstellung etwas
vage oder ungenau. Wenn man diesen Kreis-
lauf mehrfach innerlich nachvollzogen hat,
lassen sich zwei unterschiedliche Qualitäten voneinander unterscheiden, die man den
Erden-Weg und den Luft-Weg des Wassers
nennen könnte. Einmal die Sammlung, das
Zusammenfließen, das Sich-hingeben des
Wassers an die Schwere, was das Wasser mas-
sig („Wassermasse") und damit in gewisser
Weise „erdartig" werden lässt, sich anschmie-
gend an die Erdoberfläche.

Dann in einer zweiten Phase die „Auf-
lösung" in der Verdunstung, indem sich
das Wasser mit seiner Oberfläche dem
Luft-Licht-Wärmeraum öffnet, aufsteigt, sich
löst aus der „erdartigen" Wasser-Masse und
luftartig leicht wird. In dieser emotional gegenläufigen Atmungsgeste des Wassers (Verdichten und Versprühen) drückt sich seine
Natur aus: Es kann, indem es sich sowohl

dem Erd-Raum als auch dem Luft-Raum hingibt, Träger des Lebendigen für Pflanzen- und Tierwelt werden. Die Tropfenbildung ist ein Bild für den Ausgleich zwischen diesen gegenläufigen Bestrebungen, die man als „Wille" des Wassers erleben kann.

Es ist hilfreich, sich immer wieder der Stufen im aktuellen Meditationsprozess bewusst zu werden:

- Vom Bild beziehungsweise der Gestalt zum Prozess
- und dann über das damit ausgelöste Gefühl
- zum „Willen", zum Wesen des Wassers zu kommen.

Georg Kühlewind hat für diesen ersten Übergang den Terminus „erkennendes Fühlen" geprägt.

In einer derartigen Vertiefung dieses Motivs lassen sich andere wesentliche Qualitäten des Wassers auffinden: Indem es sich der Kälte hingibt, kann es zu Eis kristallisieren, sich verdichten und Form und *Gestalt* annehmen. Indem es sich dem Wärmeelement hingibt, kann es verdunsten, verfliegen, sich ausdehnen und in *Bewegung* geraten. So wird das

Wasser zum verbindenden Element zwischen den Gestaltungskräften der Erde und den Bewegungskräften des Himmels.

Hier kann die Frage auftreten: Will das Wasser sich so verhalten oder muss das Wasser diesen Weg nehmen? Was spricht für das eine, was spricht für das andere? Und in der Eigenbeobachtung: Wer fragt da wen? Wenn erlebbar wird, dass es auf solche Fragen keine einfache Antwort gibt, dass sich aber individuell eine wachstumsfähige Antwort entwickeln lässt – dass es also darauf ankommt, selber zu denken –, dann ist eine erste Erfahrung mit meditativer Praxis erreicht.

Die Meditation über die Elemente der Natur kann auch noch tiefer in die Bedingungen und in das Wesen des Lebens und in dessen Weisheit führen. Das Feste verleiht und ermöglicht unserem Organismus (relative) Stabilität, Konstanz, die Substanzen des physischen Leibes, woran die mechanischen Kräfte der Physik angreifen, wirken können. Diese Qualitäten (ver-) führen uns zum Halten, zum (Be-) Greifen, aber auch zum Anklammern, zum Anhaften.

Ganz anders das Flüssige: Immer in Bewegung, im Wandel, bereit zu neuer Anpassung, zur („Auf"-) Lösung, zur Verbindung. Alles Sinnliche lebt in der Zeit. Das Wasser wird zum Bild für das Vergängliche. In beiden Sphären ist unser irdisches Sein begründet und beides miteinander verbunden.

Man kann diese Vorstellungsübung zum Wasserkreislauf der Erde als eine Übung der „Imagination" bezeichnen, wie Rudolf Steiner diese erste Stufe des Meditierens nennt, oder einzelne Elemente hieraus als eine Vorübung hierzu. Imaginationen sind „Anschauungen", die nur verfügbar sind, indem man sie aktuell innerlich bildet, zum Beispiel indem man sich Entwicklungsprozesse, Vorgänge mit einem zeitlichen Verlauf, zeitlich ineinander schiebt und somit vergegenwärtigt. Bekannte Übungen, die Rudolf Steiner hierzu selbst angeregt hat, sind die Imagination von „Werden und Vergehen in der Natur" oder die Samenkorn-Meditation, bei der es um den innerlichen Aufbau einer Pflanze vom Samenkorn bis zur Blüte geht. Beides ist in seinem Buch *Wie erlangt man Erkenntnisse der höheren Welten* zu finden.

Damit ist ein zweiter wesentlicher Schritt im meditativen Prozess veranlagt: Im ersten Schritt ging es darum, bildhafte Vorstellungskraft an Alltagsgegenständen zu entwickeln und den inneren Zusammenhang von Gestalt und Funktion zu „sehen". In der zweiten Stufe, der Imagination, geht es jetzt darum, durch das innere Mitmachen von Entwicklungsprozessen im Bewusstsein (noch mehr) in Bewegung zu geraten und so unter Umständen zu einer inneren Erfahrung der in der Entwicklung wirksamen Prozesse und Kräfte zu kommen: Die Kräfte, die in der stofflichen Pflanzen-Entwicklung wirken, wirken auch in der Vorstellungsbildung!

**Gegenstände (Kultur) - Funktion**
**Lebewesen (Natur) - Entwicklung**

## Die Imagination des Jahreslaufs

Als weiteres Beispiel für diese Art von Meditationsübungen kann man zum Beispiel den Jahreslauf an einem Laubbaum verfolgen: Wie sich der Baum im Frühling für den Luftraum öffnet, sich in der Knospen-, Blatt- und Blütenbildung „zeigt", im Sommer in der Fruchtbildung über sich hinauswächst und sich im Herbst „entäußert", sich verliert, indem er die Blätter fallen lässt, um sich im Winter erneut in sich zurückzuziehen.

Wer oder was „macht" diese Entwicklung?

Taucht man in die Entwicklungsprozesse ein, dann zeigt sich, dass der Baum die Entwicklung *mit*macht, indem er in einer „lebendigen" Beziehung zu seinem Umraum steht: durch den Wurzelbereich mit der Erde und mit Stamm und Krone im Luft- und Lichtraum. Der Baum vollzieht den Jahreskreislauf mit, der sich aus der Weite des Kosmos der Erde aufprägt.


# Die Meditation
## „Weisheit lebt im Licht"


Wenn man im Umgang mit Alltagsgegenständen (Kulturgegenständen, von Menschen gemachten Dingen) und im Umgang mit den Naturprozessen eine gewisse Sicherheit, „Geschicklichkeit" und Vertrautheit entwickelt hat, kann man in einer weiteren

Stufe mit Spruch- und Bildmeditationen umgehen lernen, die ideelle Themen versinn-
bildlichen. Diese Übungen werden meist
als Meditationen im eigentlichen Sinne auf-
gefasst, während die beiden ersten Stufen
häufig als Vorübungen angesehen werden.
Hierzu gehört zum Beispiel die Spruchmeditation „Weisheit lebt im Licht", die in der
meditativen Praxis auch außerhalb der Anthroposophie eine lange Vorgeschichte hat.

Jörgen Smit hat in dem Buch *Freiheit erüben*
eine sehr bildhafte Anleitung zu dieser Meditation gegeben. Man baue sich die einzelnen Elemente des Meditationsthemas nacheinander auf, zunächst das Thema „Licht".
Hierzu ist es sinnvoll, sich anfangs innerlich
absolute Finsternis, pechschwarze Nacht vorzustellen. Beim ersten Morgengrauen kommt
blass von oben eine Aufhellung zustande, die
die Umgebung langsam sichtbar werden lässt:
Das Licht überwindet die Dunkelheit und
bringt die Welt zur Erscheinung. Damit entsteht ein Gefühl der Sicherheit, wir können
uns orientieren. Wenn man diese Qualität
der Aufhellung immer weiter verstärkt und
das Licht überhandnimmt (gleißendes Licht),
dann „verschwindet" die Umgebung erneut
und wird von Licht erhellt und überstrahlt.

Dann bilde man sich eine Vorstellung zum Thema „Weisheit", auch hier wiederum zunächst an ihrem Gegenteil! Man stelle sich eine soziale Gruppierung vor (das Team am Arbeitsplatz, eine private Initiative oder die Familie), alle reden durcheinander, keiner hört dem anderen zu, jedes Votum, das klären soll, verschärft nur noch die Spannungen, der Konflikt wird unlösbar. Dann kommt ein neutraler Beobachter hinzu, verschafft sich einen Eindruck von der Situation und bemerkt wesentliche Missverständnisse. Er sagt den einen entscheidenden Satz – und alle realisieren ihre bisher einseitige Perspektive auf die Situation. Die Spannung löst sich durch das „Zauberwort" und die Kommunikation kann neu beginnen. Weisheit – ein Begriff, zu dem man nicht unbedingt schnell eine sehr persönliche Beziehung haben kann, aber vielleicht durch diese Anleitung doch einen Zugang findet: dass Weisheit etwas mit Durchschauen zu tun hat.

In einem nächsten Schritt stelle man beide Elemente – Licht und Weisheit – auf die innere Bühne und lasse sie miteinander agieren, improvisieren. Meditation heißt auch „Neues denken". Die Gedanken und Bilder, die aus dieser Konstellation von Licht und Weisheit,

verbunden durch den Begriff „lebt / Leben",
im Bewusstsein entstehen, sind imaginative
Vertiefungen, die gleichermaßen das Wesen
des Lichtes und das Wesen der Weisheit er-
hellen können. Diese Vertiefung ist umso
reichhaltiger und verlässlicher, umso vertrau-
ter und sicherer man sich mit den Motiven der
Kulturgegenstände und der Naturprozesse –
also in den „äußerlichen" Vorübungen! – zu
bewegen gelernt hat.

**Gegenstände (Kultur) - Funktion**
**Lebewesen (Natur) - Entwicklung**
**Ideen, Ideale (Geist) - „Wesen"**

Oft treten an dieser Stelle auch grundsätz-
liche Fragen auf: das alte philosophische
Grundproblem zum Beispiel, ob mein Gedanke etwas über mein Objekt sagt oder etwas
über mich, den Denkenden, über meine Art
zu denken? Oder: Kann ich mich von meinem
Gegenstand belehren lassen, wie Goethe
meinte? Was lege ich in die Erscheinungen hinein (Einbildungen, Projektionen), was neh-
me ich wahr? Kann ich beides sicher voneinander trennen?

Wir hatten diesen Aspekt schon bei der
Erörterung des Zusammenführens (oder Zu-

sammenfindens?) von Wahrnehmung und Begriff angesprochen. So ergeben sich im Verlauf des Meditationsweges immer wieder Fragen und Zweifel: „Ich bilde mir das alles (nur) ein. Ich (er-)schaffe es." Im Englischen stellt sich diese Frage interessanterweise an der Übersetzung von *to realize* für *erkennen*. Einerseits meint es mehr passiv „wahrnehmen", andererseits mehr aktiv „verwirklichen". Ist die Welt der meditativen Erfahrung eine vertiefte „wahrere Wirklichkeit" oder nur hypothetisch, „eingebildet", projiziert oder gar abgehoben?

Ich möchte an dieser Stelle – und bei vergleichbaren Fragen – soweit es geht die Frage am liebsten zurückgeben: Wie sind Sie in der Meditation darauf gekommen? Was haben Sie währenddessen erlebt? Spricht das mehr für das eine oder für das andere? Evidenz entsteht nicht nach der Meditation, sondern darin.

Es gilt an einer solchen Stelle die Ungeduld zu bremsen. Fragen nach der schöpferischen Natur des Geistes (in der Welt und im Menschen) gehören zu den Grundfragen unserer Existenz. Kein anderer kann sie für uns beantworten, nur wir selbst aus eigener Erfahrung. Aber sie sind für jeden nicht auf ewig verschlossen, sondern meditativ (und das bedeutet mit Übung und Wiederholung) zu ergründen, womit wir wieder mitten in der obigen Fragestellung angelangt sind: Lässt sich der Zusammenhang sehen – oder „schauen"? Mit welcher Art von Übung kann dies regelmäßig bewegt werden?

# III

# Die „zentrale Meditation"

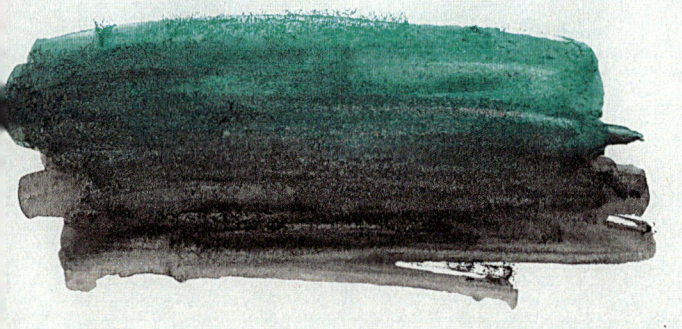

Nach einem ersten Kennenlernen erfordert der Umgang mit Meditation eine weitere Vertiefung, wenn man sie wirklich erlernen will, vor allen Dingen durch das persönliche – einsame – Ausüben. Eine von mir vielfach in den Kursen praktizierte Übung, die wir hier die „zentrale Meditation" nennen wollen, soll dazu umfassende Erfahrungen vermitteln.

Wie in der Einleitung schon angedeutet, habe ich persönlich – neben anderem – seit über zwanzig Jahren mit der „19. Klassenstunde" der Freien Hochschule für Geisteswissenschaft von Rudolf Steiner meditiert, einer Meditation also, die er ursprünglich für einen ganz bestimmten, geistigen Zusammenhang geschaffen hat. Ich habe sie als sehr hilfreich, aufbauend und anregend erlebt. Bis vor einigen Jahren wurde innerhalb der Freien Hochschule für Geisteswissenschaft darauf Wert gelegt, dass die Texte beziehungsweise Mantren der Klassenstunden nur an Mitglieder der sogenannten „Ersten Klasse" weitergegeben wurden. Um hier Mitglied werden zu können, musste man zunächst Mitglied der Allgemeinen Anthroposophischen Gesellschaft werden. Dieser Weg ist aber für viele an meditativer Praxis

Interessierte heute nicht mehr praktikabel. Mittlerweile sind die kompletten Texte diese Klassenstunden auch publiziert und allgemein zugänglich, sogar im Internet findet man sie inzwischen.

Georg Kühlewind hat mehrfach betont: „Experimentieren Sie!" Dies hat mich schließlich dazu angeregt, selber eine Meditation analog der 19. Klassenstunde zu entwickeln, ohne deren mantrischen Text zu verwenden, aber einige der zentralen Motive aufgreifend.

Man kann sich fragen – und ich bin es auch mehrfach kritisch gefragt worden! –, ob es esoterisch ratsam oder zulässig ist, in dieser Form mit meditativen Inhalten „selbstständig" umzugehen. Ich kann dazu aus Erfahrung sagen: Ich habe zunächst über lange Zeit alle Übungsteile selbst ausprobiert, sie dann schrittweise in mehreren Kursen geübt, besprochen und schließlich eingeführt. Dabei hat sich gezeigt, dass diese Meditation gut durchführbar ist, dass sie Erfahrungen vermittelt und von vielen Kursteilnehmern gerne übernommen wurde.

Eine unerwartete Bestätigung für die Entwicklung dieser Meditation habe ich gefunden, als ich bei der Lektüre des Buches von

Artur Zajonc *Aufbruch ins Unerwartete* eine ganz ähnlich aufgebaute Meditationsübung fand. Jetzt – im Rückblick auf meine mittlerweile langjährige Praxis – stelle ich fest, dass sich in den Ideen, den Motiven dieser Meditation auch manches meiner persönlichen Lebensmotive ausdrückt.

Die Phase der Vorbereitung hierzu ist allerdings durch verschiedene Entwicklungsetappen gegangen, bis die jetzige Form entstanden ist, die im Folgenden dargestellt wird.

## Die Vorbereitung

### Sitzen

Wie soll man zum Meditieren sitzen? Sitzen Sie so, dass Sie das Sitzen bei der Meditation am besten vergessen können, dass es Ihre Aufmerksamkeit durch Verspannungen oder Schmerzen möglichst wenig in Anspruch nimmt: auf einem Stuhl, ohne die Rückenlehne zu benutzen; auf einem Hocker; flach auf dem Boden oder auf einem Sitzpolster oder einem Meditationsbänkchen. Der Rücken sollte aufrecht sein, der Schwerpunkt des Körpers über der Sitzfläche, über den Oberschenkelknochen.

Schließen Sie die Augen, ziehen Sie die Aufmerksamkeit Ihrer Sinne aus der Wahrnehmung der Außenwelt zurück und *wenden Sie sie nach innen*. Spüren Sie den Kontakt mit dem Boden beziehungsweise der Sitzfläche. Es ist hilfreich, den Kontakt mit der Sitzfläche wirklich zu spüren, die Schwere des Körpers zu fühlen und durch diese Wahrnehmung ganz im Hier und Jetzt anzukommen. Neben der rein sensorischen Tastempfindung kann sich auch ein emotional gefärbtes Situationsgefühl einstellen: ankommen, zur Ruhe kommen. Sitzen als Bild für das Da-sein, als Bild für das „Geist sein". Spüren Sie, wie die Erde Sie trägt und verbinden Sie dies mit einem Gefühl der Dankbarkeit.

Viele Aspekte des Meditierens kann man „technisch" üben wie ein Klavierstück, was auch nicht falsch oder fruchtlos ist: sitzen, atmen, imaginieren, los-lassen... Hinzu kommen kann eine angemessene „innere Haltung": sitzen wie ein Berg und die *Dank-*

*barkeit* empfinden, dass die Erde uns trägt. Man kann sich auch – als ganz anderen Grund für Dankbarkeit – bewusst machen, dass die Umstände des Lebens es zulassen, jetzt, in diesem Augenblick diese meditative Übung zu machen. Man kann auch sich selbst eine gewisse Dankbarkeit entgegen bringen, dass man es geschafft hat, gegen äußere Widerstände sich diese Übungszeit zu ermöglichen.

Das gefühlsmäßig gefärbte Erleben gelingt umso eher, je mehr man dazu in der Lage ist, sich in diese Haltung „sinken" zu lassen (aber trotzdem aufrecht sitzen zu bleiben!), sich hinzugeben, loszulassen: Sich nieder-lassen. Statt Gefühle zu unterdrücken oder in ihnen zu schwelgen – das aktuell Gegenwärtige akzeptieren, sich in seiner Haut wohlfühlen.

Hier berühren wir wieder ein wesentliches Übungsfeld der Bewusstseinsschulung: das Unterscheidenlernen von Wahrnehmen und Vorstellen. Es geht zunächst darum, ganz körpernah, mit dem Körper, über den Körper, aus dem Körper Empfindungen aufzusuchen, die Sie (vor-)finden, die Sie nicht „machen", sondern einfach spüren. Hierbei haben manche Menschen Hemmungen, haben beispielsweise aufgrund ihrer Erziehung oder auch traumatischer Erfahrungen Scham und Scheu, sich ihrer Körperlichkeit zuzuwenden, sich auf sie einzulassen, und derartige Übungen können dann entsprechende Abwehrreaktionen hervorrufen. Das Wahrnehmen und Spüren braucht im Allgemeinen etwas mehr Zeit, als um sich etwas vorzustellen.

*Zusammengefasst: Der erste Schritt der Vorbereitung zur Meditation richtet sich also auf die Wahrnehmung des Sitzens, das Spüren des Kontaktes mit der Sitzfläche und der Erde.*

## Atmen

Wie im bisher geübten Ablauf richten Sie in einem zweiten Schritt der Vorbereitung Ihre Aufmerksamkeit auf Ihre Atembewegungen: Wo bewegt mein Atem meinen Körper? Wo überall kann ich Atembewegungen im Entstehen erleben, mitverfolgen, wie sie an Grenzen kommen und den Atemraum aufdehnen?

Auch hier geht es nicht um die Vorstellungen aufgrund anatomischer Kenntnisse, sondern um das innere, körpernahe Erlebnis des strömenden An- und Abflutens des Atems, der uns mit der Umwelt verbindet.

An dieser Stelle kommen nun die regelmäßigen, vorbereitenden Übungen zum Tragen, die erlebbar gemacht haben, dass ein unterer Atem-Raum im Bauch-Beckenbereich, ein mittlerer Atem-Raum im Brustbereich und ein oberer Atem-Raum im Kopfbereich erlebbar werden kann. Ohne die entsprechenden Vorübungen in den spezifischen Körperhaltungen ist dies allerdings schwer erfahrbar zu machen. Richten Sie daher zunächst Ihre Aufmerksamkeit auf Ihre Atembewegung im Bauch- beziehungsweise Beckenbereich und geben Sie der Atembewegung nach. Richten Sie dann Ihre Aufmerksamkeit auf Ihre Atembewegung im Brustbereich – und geben Sie den Atembewegungen ebenfalls nach. Richten Sie in einem dritten Schritt Ihre Aufmerksamkeit auch auf Ihre Atembewegungen im Kopf – soweit sie spürbar sind.

Es ist wiederum eine Frage der Übung und der Erfahrung – auch des Sich-Wohlfühlens! –, wie lange man diesen Durchgang ausführen möchte, ob man mit jeweils nur wenigen Atemzügen in den verschiedenen Etagen der Atmung und zügig voranschreitet, oder ob man das Empfindungserlebnis sich körperlich ausbreiten lässt und länger in das Strömen eintaucht.

*Zusammengefasst: Der zweite Schritt in der Vorbereitung zur Meditation richtet sich auf die Wahrnehmung der Atmung im Bauch, dann in der Brust und dann in der Kopfregion meines Körpers.*

## Stimmung

Über die Atmung bin ich mit der Welt um mich herum verbunden, auch mit der Welt über mir, mit der ständig bewegten Atmosphäre, mit den Elementen des Wetters, der Wolken und des Lichtes, die sich fließend durchdringen. Diese Elemente kann ich mir bildhaft vorstellen. Rudolf Steiner verweist darüber hinaus in der 19. Klassenstunde im Übergang „nach oben" für diese Sphäre zeichenhaft auf die Farbenwelt des Regenbogens als einen Blickrichtungshinweis für die Meditation. Über das „Durchatmen", „Hindurchatmen" kann ich diese Welt in der Atmung wie ansaugen und mich mit ihr verbinden, zunächst mit der hellen Welt des *Tags* über dem Kopf und um den Kopf.

Wenn man diesen Schritt noch eine Stufe weiter in die Höhe verfolgt, gelangt man in die unendliche Weite des gestirnten Himmels, in die *Nacht* dunklen Kosmos: Es ist eine Welt, die uns staunen lässt, fragen lässt, die das Gefühl vermitteln kann, wie ein Kind immer wieder neu vor großen Geheimnissen zu stehen, die Respekt und Gefühle der *Andacht* vermitteln und die eigene Endlichkeit bewusst werden lassen.

Während wir als „zivilisierte" Menschen im Alltag vorwiegend nach unten, zur Erde hin orientiert sind (und sein müssen), gilt es in der Meditation den Blick bewusst zu erweitern. Der Kosmos, in dem Ordnung und Chaos sich durchdringen, ist auch unser menschlicher Lebensraum, der „andere" gegenüber der Erde. Auch wenn wir heute an die modernen astrophysikalischen Theorien der „Raumzeit", der „schwarzen Löcher", des Entstehens und Vergehens von Sternen und Galaxien gewohnt sind, ändern sich die entsprechenden Hypothesen und Vorstellungen hierzu doch immer wieder. Und der Mensch steht immer wieder neu vor Fragen wie: „Himmel – was ist das? Was soll das?" Der Himmel bleibt trotz allen Wissens ein Bild für die rätselvolle und verheißungsvolle Unendlichkeit.

*Zusammengefasst: Der dritte Schritt in der Vorbereitung zur Meditation richtet sich auf die Wahrnehmung und Vorstellung der Tagwelt um mich und der Nachtwelt über mir.*

Mit diesem Weg von ganz unten (der Wahrnehmung der Sitzfläche und der Erde) bis nach ganz oben (der Imagination beziehungsweise Vorstellung der Unendlichkeit), dazwischen der Mensch, sitzend und atmend, ist ein Szenario als Vorbereitung für die eigentliche Meditation geschaffen. Als innere Stimmung können sich anhand der Unendlichkeit der kosmischen Dimensionen Gefühle wie Dankbarkeit und Andacht einstellen.

Es ist wiederum eine Sache der Übung, der Erfahrung und auch der Lust oder Freude, wie lang und wie tief man sich in diese strukturierte Vorbereitung begeben will. Man kann auch im Sinne der schon dargestellten Übungen (ich erinnere an den Wasserkreislauf) diesen Weg von unten nach oben – der Mensch zwischen den Welten – auch als eigenes Meditationsthema wählen und sollte dies vielleicht zumindest einige Male ausführlicher tun. Aber das eigentliche Meditationsmotiv der „zentralen Meditation" beginnt erst jetzt.

## Die Meditation
## „Aus Liebe – zum Licht – im Leben" – Imagination

Unter diesem letzten Eindruck angesichts des „Himmels" haben wir existenzielle Fragen gestellt („Was ist das? Was soll das?"), eine grundsätzlich fragende Haltung entwickelt und haben uns damit vergleichsweise an die Ferne gewendet.

Im jetzt folgenden Schritt wenden wir uns ganz unserem Inneren zu, unserer Körpermitte, der Herzregion, dem Sonnengeflecht. Es geht zunächst wieder darum, sich wie bei den einleitenden Atemübungen wahrnehmend körperlich-räumlich zu orientieren und in der Mitte anzukommen: Uns neu zu erden, zu verwurzeln, zu zentrieren, um dort, im Inneren, eine Art Antwort auf die selbstgestellte Frage „Was soll das?" zu suchen, zu finden, zu hören, aber auch sie zu bilden, zu schaffen.

Diese Art Antwort soll heißen:

*aus Liebe.*

In gleicher Art, wie wir innerlich in den verschiedenen Vorübungen zum Beispiel die Begriffe „Pinzette, Wasser, Weisheit" aktiv aufgerufen haben und sich uns dazu Bilder und Ideen (mehr passiv) ergeben haben, geht es jetzt darum, aufmerksam zu werden, was einem in den Sinn kommt, wenn man „Liebe" meditiert.

Die Erfahrung lehrt, dass sich hier häufig gleich zu Anfang gegenüber diesem Thema eine Art „Widerstand" formuliert: Liebe ist nur ein Ideal, heißt es etwa, eine Illusion, ein belasteter Begriff, die Liebe hat in meinem Leben gefehlt, alles Lüge, nur Vorwand für Unterdrückung, der Begriff sei unklar und subjektiv.

Nach der Überwindung derartiger anfänglicher Abwehrbewegungen (die man zur Kenntnis nehmen sollte, ohne bei ihnen stehen zu bleiben) kann man sich neu fragen: Wie finden wir eine individuelle Konkretisierung, einen individuellen Zugang zu diesen Bildern, Gedanken und Motiven, die sich bei den Worten *aus Liebe* ergeben?

Hier werden oft ähnliche Motive genannt, die hier nur beispielhaft erwähnt seien, und auch in meinen eigenen Erfahrungen entstehen – immer wieder neu – andere, verwandte Bilder, Urbilder, die hier mit eingehen können: das Mutter-Kind-Motiv in der Kunst etwa oder auch mütterliche Zuwendung im Tierreich. Oder eine Atmosphäre der Verbundenheit, der Inniglichkeit. Die Einheit in der Zweiheit, verbunden mit dem Erlebnis von Nähe und Wärme. In dieser Konstellation hat alles seinen Ursprung, seinen Anfang: Es ist innen – das, was die Welt im Innersten zusammenhält! Aus Liebe ist alles entstanden, immer neu, das Werden, das Schöpferische. Mit dem Motiv „Aus Liebe" ist in meiner persönlichen Erfahrung auch eines der zentralen Motive des Buddhismus, jenes der Güte verbunden.

Bei den bisherigen Imaginationen können sich an diese Bildaspekte immer auch entsprechende Gefühle anschließen. Diese

Bild-Gefühle verankern wir schließlich in unserer Körpermitte.

Dann richten wir unsere Aufmerksamkeit aufsteigend nach oben, in die Kopfregion mit den Worten:

*zum Licht.*

So, wie wir im vorigen Abschnitt zunächst den Aufbau beginnen konnten mit dem Wort „Liebe" und erst in einem zweiten Schritt zu „aus Liebe" übergegangen sind – es ergeben sich dann ganz unterscheidbare Bewegungen! –, können wir hier beginnen mit „Licht" und dann weitergehen mit dem Ausdruck „zum Licht". In Anlehnung an die Erfahrungen aus der beschriebenen Spruchmeditation „Weisheit lebt im Licht" geht es auch hier zunächst phänomenologisch um das Erlebnis von Aufhellung. Im Licht wird die Welt sichtbar. Das, was für uns Wirklichkeit ist beziehungsweise wird, entsteht *im Licht*. Durch das Licht der Gedanken wird die Welt transparent, sagbar, verstehbar. Indem die Gedanken zum Begriff, zum Wort werden, erleiden sie eine Prägung, eine Festlegung, eine Einschränkung, sie werden sichtbare „Gestalten" und auf diese Weise mitteilbar.

Diese Qualität des Lichtes in der Aufhellung und im Transparent-Werden kann dann mit dem Kopfbereich, der mit seinem kuppelartigen Schädeldach sich der Weite des Lichtes, des Himmelslichtes zuwendet, verankert werden.

In einem nun folgenden Schritt führen wir unsere innere Aufmerksamkeit von oben wieder zur Mitte und weiter nach unten unter die Körpermitte in die Bauch-Beckenregion hinunter, indem wir innerlich sagen:

*im Leben.*

Zunächst allerdings nehmen wir nur, wie oben beim Licht, nur das Wort „Leben", dann führen wir es über zu „im Leben". Für dieses Wort können wir zur Stärkung unserer Imagination Situationen und Vorgänge aus der Außenwelt finden, die viel mit Bewegung, mit Gewimmel und Turbulenz zu tun haben. Bei den oben beschriebenen Vorübungen zum Wasserkreislauf hatte sich das Wasser als ein tragendes Element des Lebens gezeigt. Am Quellen, Wachsen und Hervorbringen in der Natur kann man den Prozess des Lebens für sich im ersten Schritt verbildlichen und konkretisieren. In unserem Wort „Bilden" kommt zum Ausdruck, dass es dabei nicht nur um „Masse bilden" geht, sondern auch darum, „Bild von etwas zu werden", etwas zu offenbaren, etwas zum Ausdruck zu bringen. Die Natur spricht sich im Leben aus – das Leben spricht sich in der Natur aus.

Verfolgt man das Motiv der in dieser Phase anfänglich genannten (wimmelnden) Bewegung, so kann man weiter zu „Reibung" und schließlich zu' „Widerstand" kommen. Das Leben konfrontiert. Das Leben setzt Grenzen, das Leben ist begrenzt. Es bringt Leiden, Verzicht, Mangel – es bringt letztlich auch den Tod.

Nun kann, im Nachklang zum letztgenannten Bild, dieser Weg weitergeführt werden im Sinne von „und durch den Tod hindurch", um wieder nach Oben und zur Mitte zu kommen, zu allem Anfang: *aus Liebe.*

Die hiermit entstehenden unterschiedlichen Gefühlsqualitäten können nun in unserer Beckenschale, im Sitzbereich bis in den Oberschenkel-Knie-Bereich räumlich zugeordnet werden.

Damit sind die wirksamen Elemente dieser Meditation aufgebaut:

*aus Liebe*
in der Körpermitte

*zum Licht*
im Kopfbereich

*im Leben*
im Bauch-Beckenbereich.

In einem nächsten Schritt können wir diese Motive, wenn sie auf der „inneren Bühne" erschienen sind, miteinander verbinden, zueinander führen: Bogenförmig von der Mitte (gegen den Uhrzeigersinn) zum Kopf wandern in einer Aufwärtsbewegung, kurvenartig bis über die Mitte der Kopfregion hinaus und weiter kurvenartig absteigend, erneut durch die Mitte in einer Umkehrung der Richtung bis in die Bauch-Beckenregion und wieder aufsteigend, so dass im Wiederholen eine große „8", eine lemniskatische Figur entsteht.

## Drei in Eins

Wie schon beispielhaft für die Spruchmeditation „Weisheit lebt im Licht" beschrieben, werden im nächsten Schritt diese drei zentralen Meditationsmotive zueinander geführt. Hierbei kann besonders auch der räumliche Aspekt der Senkrechten, das *Übereinander*liegen der Kraftfelder erlebbar werden.

Wie in einem imaginären Spielraum können diese zunächst von uns aktiv aufgerufenen Motive ihr Eigenleben, ihr „Spiel" entfalten, und wir werden zu wahrnehmenden Zeugen – so könnte man eine Dimension dieses „Offenen Gewahrseins" charakterisieren, wobei „Zeuge werden" gleichermaßen sehen und hören bedeutet.

Dieses Zusammenführen der drei Motive ist ein originär schöpferischer Akt und bringt etwas „Neues" hervor, was es sonst nicht geben würde. Es kann erlebt werden als Zusammen-*klang*, als sich gegenseitig haltende Ausgewogenheit, etwas, das „geheilt" ist.

*In der Meditation werden in der ersten Phase der Imagination die Motive: „aus Liebe" – „zum Licht" – „im Leben" einzeln nacheinander aufgebaut und in einer nächsten Phase zueinander geführt.*

Das, was man dann „Neues" sieht – oder hört –, ergibt „Sinn", der sich womöglich erst langsam, auch immer wieder neu und anders erschließt beziehungsweise darstellt. Es wird erlebbar, dass „Sinn" nicht definierbar ist, sondern etwas in Wandlung und Entwicklung atmend Lebendiges sein kann – und immer mehr „in den Zusammenhang" führt. Die oben aufgeworfene Frage, inwieweit die Meditation „Einbildungen" oder „Einsichten" hervorbringen kann, inwiefern Meditation noch weiter an die Wahrheit heranführt, wird „aufgehoben".

In Hinsicht auf die anthroposophische Menschenkunde ist die so aufgebaute Meditation auch ein Sinnbild für die funktionelle Dreigliederung, die in den Originaltexten von Rudolf Steiner und der reichhaltigen Sekundärliteratur zur Anthroposophischen Medizin differenziert dargestellt, aber seltener zur Erfahrung gebracht wird. Von daher stimmt es nur teilweise, dass in dieser Meditation etwas „Neues" im Bewusstsein geschaffen wird, denn die Gesetze und Kräfte sind im Organismus ja in dieser Form lebendig wirksam! Es liegt wohl daran, dass die Meditation von den Praktizierenden in der Evaluation oft kräftigend und körperlich harmonisierend in ihrer Wirkung beschrieben wird und damit einen weiteren Nachweis für die Wirkung mentaler Prozesse im physiologischen Bereich liefert.

## Die Meditation – Inspiration

Mit fortschreitender Übung der Imagination dieser drei Elemente kann es gelingen, mit nur einem Bild das gesamte Motiv (zügig) aufzurufen. Und wenn diese Imaginationen anfangen zusammenzuklingen, erscheint das Rätsel gelöst und man kann diesen Übungsteil loslassen.

Während es in der vorigen Stufe der Meditation, der Imagination, um das „Sinnen" ging – von *sinnlichen* Vorstellungen und mit Empfindung gesättigten Bildern zu *sinnhaften* Eindrücken zu kommen –, geht es in der nächsten Stufe, der Inspiration, um das „Nicht-Sinnen": darum, das bisher Geübte und Gelernte zu unterlassen, die Thematik der bisherigen Meditation zu „vergessen", ohne sie zu unterdrücken (und dadurch wieder zu verstärken!). Auf dieser Stufe gilt es, auf „Inhalte" zu verzichten, die natürliche, triebhafte Motorik im Bewusstsein anzuhalten, ein Etwas zu erzeugen und ständig neue Inhalte zu produzieren – nichts zu wollen, ins Leere zu laufen...

An dieser Stelle kann man natürlich einen Widerspruch erleben: Das „Nichts" zu wollen (oder auch das „Nichtwollen") ist ja auch ein gerichtetes Wollen und somit intentional, „aktiv". Es geht hier aber eher um Prozesse des Auflösenlassens, überhaupt des Lassens, Verblassens, Verglimmens, Schweigens...

Rudolf Steiner spricht in einem Vortrag vom 26.05.1924 in Paris vom „bloßen Wachen, vom leeren Bewusstsein". An dieser Stelle kann es ein eindrückliches Erlebnis werden, dass man das Ich als nichts Inhaltliches, sondern als ein „Geschehen" erlebt: Nicht etwa als etwas Gegenständliches! „Das Ich ist nichts zu Sehendes, sondern das Sehen", so drückte es Georg Kühlewind aus. Kein „Zustand", sondern ein latenter Vorgang, sowohl des Werdens als auch des Ent-werdens. Es geht dabei darum, auf Orientierung zu verzichten, auf den festen Boden, und das Sein als Geschehen zu erleben, ohne auf ein Ziel gerichtete Anstrengung, frei.

Max Scheler, ein von Rudolf Steiner sehr geschätzter Zeitgenosse und Philosoph, hat dieses Ich als ein nur im Prozess sich verwirklichendes Wesen schon Anfang des letzten Jahrhunderts in die wissenschaftliche Diskussion eingebracht. „Der Mensch allein – sofern er Person ist – vermag sich über sich – als Lebewesen – emporzuschwingen und von einem Zentrum gleichsam jenseits der raumzeitlichen Welt aus alles, darunter auch sich selbst, zum Gegenstande seiner Erkenntnis zu machen. So ist der Mensch als Geistwesen das sich selber als Lebewesen und der Welt überlegene Wesen. ... Das Zentrum aber, von dem aus der Mensch die Akte vollzieht, durch welche er seinen Leib vergegenständlicht, die Welt in ihrer räumlichen und zeitlichen Fülle gegenständlich macht –, es kann nicht selbst ein ‚Teil' eben dieser Welt sein, kann also auch kein bestimmtes Irgendwo und Irgendwann besitzen: es kann nur im *obersten Seinsgrunde* selbst gelegen sein", schreibt Scheler in seinem Buch *Die Stellung des Menschen im Kosmos* (1927). „Damit haben wir eine dritte wichtige Bestimmung des Geistes bezeichnet: Der Geist ist das einzige Sein, das selbst gegenstandsunfähig ist – er ist reine, pure Aktualität, hat sein Sein nur *im freien Vollzug seiner Akte*", so Scheler weiter. „Das Zentrum des Geistes, die ‚Person', ist also weder gegenständliches noch dingliches Sein, sondern nur ein stetig selbst sich vollziehendes (*wesen*haft bestimmtes) *Ordnungsgefüge von Akten*. Die Person ist nur *in* ihren Akten und *durch* sie. Seelisches vollzieht ‚sich selbst' *nicht*: es ist eine Ereignisreihe ‚in' der Zeit, der wir eben aus dem Zentrum unseres Geistes heraus noch prinzipiell zuzuschauen vermögen, die wir in der inneren Wahrnehmung und Beobachtung noch gegenständlich machen können. Alles Seelische ist gegenstandsfähig – nicht aber der Geistesakt, die Intentio, das die seelischen Vorgänge selbst noch Schauende. Zum Sein unserer Person können wir uns nur *sammeln*, zu ihm hin uns konzentrieren – nicht aber es objektivieren." Kein Wunder also, dass für den Materialismus das Ich eine Fiktion ist, eben weil es kein Ding ist – sondern der, der die Frage nach dem Ding stellt!

Während in der Bibel das Christuswort „Wer suchet, der findet!" steht, wird in den letzten Jahren häufig ein Picasso zugeschriebener Satz zitiert, welcher lautet: „Ich suche nicht, ich finde." Georg Kühlewind hat die oben gekennzeichnete Stufe der Meditation mit den Worten charakterisiert „nicht suchen, nicht finden".

Man kann auf dieser Stufe auch das Element des „Offenen Gewahrseins" („open monitoring") im Großen wiedererkennen. Das, was wir schon an konkreten Themen geübt hatten: zunächst die Aufmerksamkeit zu richten und einen bestimmten Inhalt „anzusprechen" – dann den Raum freizugeben, den Eindruck (oder was?) kommen zu lassen, entstehen zu lassen.

In diesem im Bewusstsein geschaffenen Freiraum kann etwas Neues erscheinen, kann sich Geistiges verkörpern, das wir als Gestalt schauen können – kann das stattfinden, was nach meinem Verständnis mit „Hellsehen" bei Steiner gemeint ist.

Erfahrungsgemäß zeigt sich auf dieser Stufe der Meditation auch Unsicherheit: „Ich sehe da nichts, nur grau – aber ich werde aufmerksam auf den Hörraum", hieß es beispielsweise, oder „es kommt bald etwas anderes hoch und geht da rein". Wenn es dem oder der Meditierenden gelingt, auszuharren, *nichts* zu wollen beziehungsweise *nichts* zu tun, nur da zu sein, aber wach, kann sich ein fließendes Gegenwartserlebnis, ein Miterleben der Zeit im Verlauf, Zeit-Bewusst-Sein, Eins-Sein einstellen.

Und dann: „Ach so!"

Wir beginnen zu verstehen: Das Sein ist nicht begreifbar. „Worüber man nicht sprechen kann, darüber muss man schweigen", sagte Ludwig Wittgenstein.

*Zusammengefasst: In der Meditation werden in der Phase der Inspiration die imaginierten Motive: „aus Liebe" – „zum Licht" – „im Leben" aufgegeben, verlassen, und der leere Raum des Jetzt wird zugelassen.*

## Meditation – Intuition

Diese Stufe der meditativen Erfahrung kann übergehen in eine nächste, die Rudolf Steiner – wie ich es verstehe – als *Intuition* bezeichnet. Wir kommen hier zu einem Erlebnis des Ursprungs unserer Aufmerksamkeit, des Entstehens unserer Aufmerksamkeit, zur Quelle von Sein und Bewusstsein (und

was ist mit „Gott"?). Und diese – unsere per-
sönlichste Aktivität – ist überraschend „un-
persönlich", überpersönlich, eigenschaftslos,
leer, still. Eine andere Instanz als unsere be-
wegte Seele ist hier beteiligt, kühler, offener
– das Erlebnis eines „Zeugen". Was oder wer
ist da?

Georg Kühlewind hat diesen Perspek-
tivwechsel mehrfach beschrieben: „Was
versteht man eigentlich unter wirklichem
Bewusstsein? Wir haben ja ein Bewusstsein;
aber dieses Bewusstsein ist das Bewusstsein
der Objekte. Auch dann, wenn wir uns auf
unser Bewusstsein besinnen. Auch dann
wird dieses Bewusstsein, auf das wir uns
besinnen, Objekt, während das besinnende
Bewusstsein gar nicht in die Erfahrung tritt.
Und weil wir ... nur auf ... die jeweilige un-
mittelbare Vergangenheit, die gerade jetzt
zur Vergangenheit geworden ist, schauen
können, deswegen ist das aktuelle Bewusstsein nie selbstbewusst im Alltäglichen. Und
deshalb ist es kein wirkliches Bewusstsein,
dieses Objektbewusstsein. Man kann das
Bewusstsein, das sich an Objekten orientiert, seelisches Selbstbewusstsein nennen,
während geistiges Selbstbewusstsein, das
wirkliche Bewusstsein, das wäre, dass sich

das Bewusstsein in seiner Aktualität, also jetzt, im Jetzt erlebt" (*Melodie und Stille*, Seite 142).

Ein weiterer Aspekt betrifft in diesem Zusammenhang die westlichen und östlichen Aspekte des Meditierens. Auch darüber ist viel geschrieben worden, bekannt wurde unter anderem *Zen und die Kunst ein Motorrad zu warten* von Detlef Pirsig. Ich meine, dass man diese Frage auch auf den Punkt bringen kann: „Etwas" meditieren (Westen) oder „Nichts" meditieren (Osten) – und dies ist kein Widerspruch, sondern es sind zwei Stufen meditativer Erfahrung, der Blickwechsel vom Objekt zum Subjekt.

Die entscheidende, weiterführende Erfahrung entsteht mit der Frage „*Wer* meditiert?" Sogyal Rinpoche beschreibt diesen Aspekt so: „Die Jetztheit wird zu einem sehr subtilen Objekt und der Geist, der im Jetzt verweilt, zu einem subtilen Subjekt." Die „Jetztheit" trägt, sie enthält die Dinge und Motive, die zum Objekt unserer Meditation werden können. Aber *wer* richtet die Aufmerksamkeit dorthin?

# Das Veränderliche
## und das Unveränderliche

Der enthüllende Blick auf die Vergänglichkeit der Dinge, des Lebens und der Welt ist ein zentrales Motiv im Buddhismus. Oft hält uns die Erschütterung darüber, was alles dem Tod unterworfen ist, gefesselt und wie gebannt.

Dabei liegt der Hinweis auf ein *Unvergängliches* schon in diesem Szenario verborgen: der Blick, die Aufmerksamkeit des Blickenden ist die Spur, das Indiz für die Existenz eines Unvergänglichen, eines „Grundes". Rinpoche spricht von einem Geist-Erwecken dessen, was wir in Wirklichkeit sind. Es meint das unveränderliche Gewahrsein, das Leben und Tod zugrunde liegt. Damit ist die letztendliche Richtung meditativer Praxis angedeutet: der eigenen Aufmerksamkeit auf den Grund zu gehen.

Eine Teilnehmerin sagte einmal im Kurs: „Oh, da bin ich aber unaufmerksam gewesen!" Ich fragte sie: „Wer sind Sie wirklich? Die, die unaufmerksam war – oder die, die bemerkt hat, dass sie unaufmerksam war?"

Die erste Selbstbegegnung in diesem Sinne kann überraschend und erschütternd sein:

*Das ist es. Diese Instanz bin Ich – und bleibe Ich, auch im Tod.*

Wie kann die angemessene Haltung gegenüber diesem Unvergänglichen sein? Wir können an dieser Stelle an die oben schon genannte Andacht erinnern. Kann man es definieren, begreifen? Der Buddhismus verweist gerade auf dieses ständige Begreifenwollen des Bewusstseins, die invasive Grundhaltung der modernen Naturwissenschaft als eine entscheidende Erkenntnisbehinderung. Respektvolle Zurückhaltung – wie in einer Beziehung –, vieles offen zu lassen, das kann eine angemessenere Haltung in dieser Sphäre sein. Damit ist keineswegs eine (zusätzliche) Mystifikation gemeint, sondern der Versuch, es bewusst im Unbestimmten und Mehrdeutigen zu belassen. Nicht die Wissenschaft, sondern die Kunst ergibt sich als Sprache für das Vergängliche – und für das Unvergängliche.

Die „Leerheit" ist im Buddhismus ein anderer, mit der Jetztheit der Dinge korrespondierender Begriff. Alles, was ist, erscheint in unserem Bewusstsein und ist dadurch vernetzt, in Beziehung. Die Dinge haben keine voneinander unabhängige Existenz – alles ist Eins –, das ist die Bedeutung der buddhistischen Auffassung der „Leerheit der Dinge".

Rudolf Steiner spricht in den gesammelten Texten *Grundlegende Aufsätze zur Anthroposophie* (GA 84) über die dritte Erkenntniskraft, die Liebe, in der das Denken, der Denkende und die Gedanken eins werden. Dies gilt besonders für das Meditieren. Im Sinne einer dreifach gegliederten Einheit mit Blick auf die „Dreieinigkeit" im Christentum könnte man sagen:

„Vater" – das ist die Meditation, das Thema; „Sohn" – das ist der Meditierende; und „Geist" – das ist das Meditieren als Prozess.

Dies möchte ich als das Wesen einer „Ich-bin"-Erfahrung bezeichnen. Ziel der Erkenntnisbemühungen und des Strebens nach Erleuchtung ist diese Erfahrung des „Ich bin". Es ist der Zustand, wo Sinn und Sein zur Deckung kommen. Nur der Mensch kann seine Existenz sich zur Frage werden lassen, kann sie ablehnen, verneinen – und im Extremfall sein Leben auch selbst beenden.

# Der Rückweg

Wie lange soll man meditieren? „Meditieren Sie kurz!" war eine Empfehlung eines meiner früheren Lehrer und dies hat sich bewährt bei den Übungen mit konkreten Motiven. Darum dauerten die einzelnen Übungen im Kurs meist nur drei bis fünf Minuten. Die gesamte „zentrale Meditation" braucht mindestens zehn, eher zwanzig Minuten.

Wenn Sie bemerken, dass Ihnen immer wieder etwas anderes in den Sinn kommt, dass Sie nicht mehr in diesem Bewusstseinszustand der Leere und des Daseins verweilen können, beginnen Sie mit der Rückkehr. Wiederholen Sie, erfrischen Sie die Meditationsformel aus den letzten Eindrücken erneut mit Zuordnung zu den Körperregionen (*aus Liebe – zum Licht – im Leben*): Haben sich diese Motive durch die Meditation verwandelt? Wie stellen sie sich jetzt dar? Wie kann und will ich dies in mein Leben mitnehmen, integrieren? Was bedeutet das für mich?

Mit diesen Fragen, Empfindungen kehren Sie bereichert und dankbar in den Raum zurück und öffnen die Augen.

# IV

# Ausklang

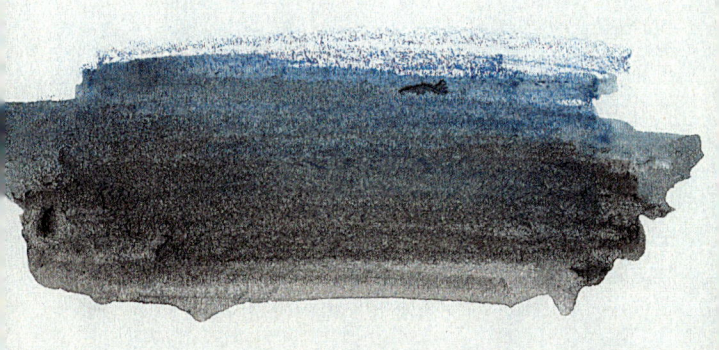

Von Buddha gibt es das Wort: „Ich habe Euch den Weg zur Befreiung gezeigt, jetzt ist es an Euch, ihn zu gehen." Nicht im Diskutieren und Schwärmen, sondern im Üben, im Tun kann Meditation Potentiale freisetzen und – wie eingangs angedeutet („wer" meditiert eigentlich?) – zu einem neuen „Selbst"-Bewusstsein und zur Selbstverwirklichung beitragen. Dabei ist jede Form von Euphorie (als eine Spielart der Eitelkeit) eher hinderlich und ablenkend. „Ohne Angst und ohne Absicht!" kann einer der (wenigen) Leitsätze als Hintergrund für die Übungen sein.

Die innere Haltung und die moralische Vorbereitung, die „Tugenden" der Meditation, auf die in den klassischen Meditationsschulen als unabdingbare Voraussetzungen für einen geistigen Entwicklungsweg immer wieder hingewiesen wurden (Yama und Niyama im Raja-Yoga, die sechs Paramitas im Zen-Buddhismus, die sogenannten Nebenübungen im Schulungsweg Rudolf Steiners), konnten hier nur andeutungsweise berührt werden. Aber sie tragen entscheidend dazu bei, das meditative Leben in den Alltag zu integrieren. Hierzu gehört auch allgemein die Schulung der Achtsamkeit, ein zentrales

Motiv des Buddhismus, das hier nicht detaillierter behandelt werden kann: Wenn ich esse, esse ich; wenn ich gehe, gehe ich; wenn ich zuhöre, höre ich zu.

Es kann sein – und es möge so sein! – , dass die Fragen nach der Wahrheit, nach der Wirklichkeit, nach dem Geist durch die Übungen erst recht in Bewegung gebracht worden sind – sie müssen aber nicht unbedingt beantwortet werden! Meditation – in bestimmten Stufen – ist ein Bewusstseinsprozess, der diese Fragen umkreist und verschiedene Perspektiven einnehmen kann – „Probeerwägungen" – wie Goethe es nennt, ein Geschehen, das auch in gewisser Weise „spielt", improvisiert. In dieser Hinsicht versteht sich dieses Buch als ein Arbeitsbuch, ein Übungsbuch und nicht als ein Lösungsbuch.

In den Nebenübungen weist Rudolf Steiner unter anderem hin auf die förderliche Qualität der Unvoreingenommenheit. Fundamentalismus und Dogmatismus („so und nicht anders!") erweisen sich dagegen als ernstzunehmende Hindernisse. Auch die „Exklusivität", mit der Meditation häufig noch umgeben wird, fördert keineswegs ihre Erkenntnisgewinnung und Eindringtiefe.

„Ohne die wahre Natur des Geistes erkannt zu haben, kann niemand angstfrei und in Zuversicht sterben", hatte Sogyal Rinpoche gesagt. Wir hatten diese Frage schon eingangs gestellt: Was ist die wahre Natur des Geistes?

Über verschiedene Stufen der Meditation kann der Geist betätigt und – in diesem Geschehen – als „der Geist" erfahren werden. Das Denken wird schrittweise zum Wahrnehmen – eine Überwindung der Subjekt-Objekt-Dualität und der Polarität von aktiv und passiv. Rudolf Steiner spricht vom „Verweilen" im Sinne von Dableiben, Dranbleiben, im Fluss bleiben.

Das Denken spielt sowohl in den dargestellten Stufen der aus der Anthroposophie entwickelten Meditation als auch in den östlich oder westlich orientierten Meditations-Strömungen eine unterschiedliche Rolle – ohne wirklich im Widerspruch mit dem Prinzip Meditation zu stehen. Während der Westen durch das Denken in Philosophie und Wissenschaft das Leben und die Welt als „Diesseits" zu begreifen versucht („Sinn"), geht es im Osten gerade darum, das Anhaften und Klammern zu unterlassen und durch Spiritualität und Religion eine Beziehung zum Tod und zur Wiedergeburt zu finden („Sein").

So lebt der Westen mehr im Wandel, im Fluss der Vergänglichkeit, und der Osten mehr in der Stille.

Wenn ein Ziel der Meditation mit dem Motto „Sinn und Sein finden" beschrieben werden kann, dann sollte dieses Ziel dennoch den Blick auf dem Weg und auf den Weg nicht versperren: Vorne anfangen, mit Vorübungen, praktizieren ohne Zeitdruck, als eine offene Entwicklung, aber mit immer neuer Prüfung der Ausrichtung.

Dies kann mehr und mehr zu einer neuen Menschlichkeit führen, mit einem schöpferischen Erwachtsein des Herzens: Während der Mensch früher, im orthodoxen religiösen Verständnis, menschliche Macht in Götterbilder projiziert hatte, kann er durch seine spirituelle Kreativität in der Meditation seine Göttlichkeit wiederfinden und die Selbstentfremdung überwinden.

Ungefähr zu der Zeit, als ich damit begann, diesen Text zu schreiben, entwickelte sich bei mir selbst eine Krankheitssymptomatik, die sich bald als Krebserkrankung herausstellte (Meditation hindert also nicht, krebskrank zu werden!). Es war für mich als Arzt eine besondere Herausforderung, mich „am eigenen Leibe" mit den Fragen und Erfahrungen auseinanderzusetzen, die das mit sich bringt, zumal in meinem Falle die Statistik keine günstigen Aussichten auf Heilung zeigte, selbst bei maximaler Therapie.

Es ergab sich nun, dass ich im Laufe der folgenden Zeit zwei Bücher geschenkt bekam, die mich von ganz unterschiedlichen Perspektiven wiederum mit meinem Meditationsbuch-Projekt in Verbindung brachten: Es war einmal Rüdiger Safranskis Buch *Goethe – Kunstwerk des Lebens* und das bereits mehrfach erwähnte Werk von Sogyal Rinpoche *Das Tibetische Buch vom Leben und vom Sterben – ein Schlüssel zum tieferen Verständnis von Leben und Tod*. Diese beiden Bücher habe ich parallel gelesen und sie wurden mir in vielen schlaflosen Stunden während der Therapie immer mehr eine zuverlässige Stütze im Umgang mit meiner Erkrankung – und Anregung zur Auseinandersetzung mit meinem Text. Sogyal Rinpoche hat versucht, das Tibetanische Totenbuch, das schon Anfang des vergangenen Jahrhunderts im Westen veröffentlicht worden war, mit aktuellen Entwicklungen in der Kultur in Beziehung zu setzen (zum Beispiel mit Nahtodeserlebnissen). Am Ende zitiert er den Physiker David Bohm und seine Auffassung vom gemeinsamen Ursprung von

Geist und Materie, die in die Formel mündet: „Sinn ist Sein" – womit dem Titel unseres Kurses und dieses Buches ungewollt eine gewichtige Begründung geliefert wurde.

Die Wirkung der Meditation kann sich dann auf verschiedenen Stufen der menschlichen Organisation bemerkbar machen. Die richtigen Meditationsmotive erweisen sich als mächtige Ideen – regelrechte Lebenskräfte, die – zu guten Gewohnheiten geworden – bis in die körperliche Gesundheit wirken, wie immer mehr wissenschaftliche Studien nachweisen. Durch die zunehmende Fähigkeit zur Konzentration und Fokussierung, durch Identifikation und Distanzierung kann sich im seelischen Bereich mehr Überschau und Gelassenheit etablieren. Und die „Ich bin"-Erfahrung – der Ursprung der Aufmerksamkeit – kann dem Leben insgesamt eine neue Grundlage und einen Rahmen geben, für mehr Menschlichkeit auf individueller und sozialer Ebene. Der Kern, die Essenz aller mystischen Traditionen liegt in uns selbst, die Kräfte der Weisheit und des Mitgefühls, der Liebe. Und dies führt den einzelnen Praktizierenden zur Mitarbeit an der Entwicklung der Erde und der Kultur.

# Anhang

Erinnerungen von Teilnehmenden
der von Hendrik Vögler geleiteten
Kurse „Sinn und Sein"

In den Behandlungsgesprächen war es Hendrik Vöglers Art, mich immer wieder zu fragen: „Was meint die Patientin selber, was sie braucht?" Ich wusste, es ging darum, meine Mitte zu finden. Als langjährige Patientin wusste ich, dass Dr. Vögler Vorträge zum Thema Meditation hielt. So fragte ich ihn, ob er bereit sei, einen Meditationskurs in seiner Praxis anzubieten. Er antwortete zunächst, er wolle eigentlich weniger statt mehr arbeiten, aber kurz darauf kam die Einwilligung, denn ihm war das Thema zu wesentlich. Wir stellten eine kleine Gruppe zusammen und los ging es. Im Kurs wurde sein großes Wissen und seine große Erfahrung deutlich. Beides konnte er anschaulich vermitteln und er führte uns Schritt für Schritt in das weite Feld der Meditation ein. Noch heute begleitet mich die Erinnerung an die Abende mit dem Thema: „Aus Liebe zum Licht ins Leben" – ein Meditationsgedanke, der immer weiter lebt! Ich bin dankbar für die gemeinsamen Erfahrungen. Ein Schritt zur Mitte auf jeden Fall und viel mehr.

*Iris Holzkämper*

\*\*\*

B evor ich den Kurs besuchte, war Meditation für mich komplettes Neuland. Ich kam mit dem Wunsch in den Kurs, ruhiger zu werden, meine Nervosität und Gedankenschnelle abzulegen, mehr „zu mir" und dem Wesentlichen in mir zu kommen. Mir wurde schnell klar, dass dieses „Wesentliche" nicht nur viel größer und schwerer einzusehen war als zunächst erwartet, sondern in seinem Umfang und seiner Deutlichkeit oft nur sehr vage und unklar blieb. Beim gedanklichen Gang beispielsweise durch einen Wald konnte man sich den Dingen, die einem dort „begegneten", eben nicht so sicher sein wie bei denen, die einem in einem „tatsächlichen" Wald begegnen. Die Gesetze und Erfahrungen, die man bei diesem tatsächlichen Weg kennengelernt hatte, schienen hier nicht zu gelten, beziehungsweise viel verspielter zu funktionieren. Der zentrale Satz, den Dr. Vögler immer wieder formulierte, lautete: „Geben Sie sich dem Eindruck hin." Genau hier steckte das eigentlich Interessante und Geheimnisvolle. Was genau war dieser Eindruck und woher kam er? Er konnte nur dann wahrhaftig sein, wenn man sich ihm ganz öffnete. Es war also einerseits ein zielgerichtetes Denken – im Beispiel des

Waldspaziergangs der Wille „Ich gehe diesen Pfad entlang" – und gleichzeitig ein Sich-öffnen gegenüber den Dingen, die einem dort begegnen.

Wie machtvoll diese Bewusstseinsebene sein konnte, spürte man sogar auf der Ebene der echten Sinneswahrnehmung. Im Bodyscan lautete die Anweisung, seinen Körper durch die Auflagepunkte der Unterlage spürend zu durchwandern. Wenn es darum ging, die Konzentration beispielsweise auf den linken Fuß zu richten, konnte unser Bewusstsein unsere wirkliche Wahrnehmung regelrecht austricksen. Es drängte sich oft genug die Frage auf: „Ist dies wirklich mein linker Fuß, den ich spüre, oder spüre ich nur in die ‚Vorstellung' meines linken Fußes hinein?" Darüber, wie unglaublich detailgetreu die reine Vorstellung eines linken Fußes sein konnte, waren sich alle Kursteilnehmer einig. Man bekam eine Idee davon, dass unsere geistige Wirklichkeit wie durch ein Nadelöhr in unsere reale Wirklichkeit schlüpfen konnte. Unser Begriff der Wirklichkeit musste also durch ein geistiges Element erweitert werden. Diese Erkenntnis war sehr erstaunlich für mich.

Besonders beeindruckt hat mich das Anliegen des Kurses, meditativ in das Wesen der

Dinge einzutauchen. Diese Suche nach dem Wesenhaften – ob in Gegenständen, Elementen, Naturprozessen oder in Gefühlen und Begriffen – war jedes Mal eine völlig neue Suche. Es konnten sich jedes Mal ganz neue und verblüffende Eindrücke zu einem schon oft meditierten Inhalt einstellen. Auf diese Weise sammelte man immer neue Eindrücke, die man im alltäglichen Umgang mit der Sache nicht bemerkte, weil man nicht oder eben nicht so lange und eindringlich dort hinschaute. Dabei fiel mir auf, dass das Wesen einer Sache nicht nur aus seinem eigenen Ursprung heraus entsteht, sondern genauso aus der Beziehung, die ich zu ihr hege. Das Wesen ist also relativ zum Betrachter und nie ein und dasselbe.

In der Meditation des Baumes, der die Jahreszeiten durchläuft, war es für mich die Erkenntnis der im Frühling sich öffnenden, schaffenden und nach außen drängenden, und der gegen Herbst und Winter sich nach innen wendenden und letzten Endes sich der Außenwelt gegenüber verschließenden Tendenz. Und dieses Erkennen seines Wesens konnte ich nur durch den Akt der inneren Zuwendung erlangen. Er hätte bei einem anderen Betrachter durch dessen eigene Zuwendung vielleicht eine andere Wesenhaftigkeit hervorgebracht. Es ist, als ob der Baum durch unsere innere Zuwendung zu uns spräche, und das in einer viel eindrücklicheren Weise, als wenn er in seiner äußeren Gestalt nur vor uns stünde. Hätte man nämlich nur die reinen Äußerlichkeiten (Gestalt des Baumes, Blätterwachstum, Blätterverfärbung, Blätterfall) aufgezählt, wären beide Betrachter beim genauen Hinschauen wohl auf das gleiche Ergebnis gekommen. Dass wir diese Phänomene der Wesenhaftigkeit also nicht nur in den Äußerlichkeiten der Dinge, sondern erst im anschließenden Prozess der inneren Zuwendung erkennen, zeigt mir, dass wir Menschen eine Fähigkeit zum Übersinnlichen besitzen, die sich in der Wahrnehmung der rein materiellen Welt nicht erschließt. Ganz gleich, ob diese Erkenntnis nur das Abbild unser Erfahrung und Wahrnehmung der Welt und ihrer von uns zugewiesenen Begrifflichkeit ist – sie ist dennoch Teil unserer ganzheitlichen menschlichen Wirklichkeit und Wahrheit.

*Nils-Christopher Vögler*

\*\*\*

M ein Mann und ich haben an drei Meditationsblöcken teilgenommen. Wir verfügten schon im Vorfeld über verschiedene Meditationserfahrungen und haben auch diese neue, von Hendrik Vögler angeleitete, so unterschiedlich erlebt, wie wir sind: aber beide ausgesprochen positiv.

Uns beiden hat gefallen, dass die Themen vielfältig waren und die Abende sowohl eine kurze Einführung umfassten als auch viel Zeit für die eigentliche Praxis blieb. Hilfreich waren sowohl die unterschiedlichen Übungen zur Vorbereitung der Meditation, zur Schaffung des Körpergefühls, der Bewusstmachung, der Konzentration, als auch die Anleitungen zum zielgerichteten Atmen. Für uns war es eine tiefgehende Erfahrung, weitere Meditationsschulen durch Hendrik Vöglers Anleitung kennenzulernen, gemeinsam zu praktizieren, zu vertiefen und zu reflektieren. Wir bleiben dankbar verbunden.

*Roger Kiel und Ina Ravenschlag*

Wenn ich mich frage, was das Besondere für mich an dem Kurs „Sinn und Sein" mit Hendrik Vögler war, dann fällt mir als erstes die intensive Verbindung von Körperarbeit und Meditationsübungen ein und die Art und Weise seiner Anleitungen – unverstellt, natürlich und authentisch, geerdet und feinsinnig zugleich.

Ohne Frage war Hendrik Vögler uns Teilnehmern auf dem Meditations-Übungsweg weit voraus. Er bot sich jedoch nicht nur als Lehrer an, sondern auch als Weggefährte, der seine Erfahrungen mit uns teilte und uns Lust machen wollte darauf, den Geist mit teils schwierigen Aufgaben zu fordern. Dabei ging es nicht in erster Linie um das Ergebnis, sondern immer auch um den Prozess des Übens und unsere Erfahrungen damit.

Seine Präsenz und sein Entdecker-Geist wirkten auf mich inspirierend, ansteckend und Mut machend; ich fühlte mich von ihm als Lehrer gesehen, gehört und gefordert, ohne gedrängt oder bewertet zu werden. Ein Boden, auf dem die überaus wertvollen Inhalte des Kurses erst richtig erleb- und erfahrbar wurden.

*Angela Klein*

\*\*\*

Das auf Papier gedruckte Wort bildet bei uns Gedanken. Aber je nachdem, wie das Wort gesprochen, ausgedrückt, mit welcher Gestik versehen und betont wird, konnte Hendrik Vögler so viel mehr Kreativität bei uns wachsen lassen.

Seine Einführung in der Meditation war von Offenheit geprägt, mit gegenseitigem Respekt (Demut); die eigene Gedankenkraft zusammen mit Wahrnehmungen aus dem Körper ließ mich auf eine ganz persönliche Reise gehen. Eine Reise, wo ich im Materiell-Sinnlichen bleibe und gleichzeitig in die andere (geistige) Welt eintauche; um zu lernen, mein individuelles Mensch-Sein mehr zu leben.

Ich wünsche mir, dass dieses Buch so langsam gelesen wird, wie die Wörter ursprünglich ausgesprochen wurden, so dass wir in unseren Lesepausen unser Denken und Erleben mit viel Farbe und Kreativität füllen können.

*Peter Buwalda*

Diszipliniert und strukturiert hat Hendrik Vögler den Nährboden erschaffen, die Freiheit und Fantasie in der Meditation erleben zu können.

Den Weg vorausgehend, begleitend, zeigend und führend in die Leichtigkeit des Seins, in die Leichtigkeit der Meditation zu kommen.

Aus der Tiefe seiner Erfahrungen schöpfend, verständlich und gezielt andere Menschen zu motivieren, Mut zur eigenen Meditation zu bekommen und den eigenen Weg zu gehen.

*Sogand Zarrinkafsch*

\*\*\*

# Literatur

Rudolf Steiner, **Wie erlangt man Erkenntnisse der höheren Welten?** Erstmals 1904/05, Gesamtausgabe Band 10

Rudolf Steiner, **Esoterische Unterweisungen für die erste Klasse der Freien Hochschule für Geisteswissenschaft am Goetheanum**, Gesamtausgabe Band 270 I-IV, Dornach 2008

Rudolf Steiner, **Andacht und Achtsamkeit.** Stufen des Wahrnehmens. Ausgewählt und eingeleitet von Andreas Neider, Basel 2014

Georg Kühlewind, **Licht und Freiheit: Kleiner Leitfaden für die Meditation**, Stuttgart 2005

Georg Kühlewind, **Melodie und Stille.** Kunst, Kontinuität und das leere Bewusstsein, Stuttgart 2009

Sogyal Rinpoche, **Das tibetische Buch vom Leben und vom Sterben.** Frankfurt am Main 2004, zahlreiche Auflagen.

Jörgen Smit u.a.: **Freiheit erüben.** Meditation in der Erkenntnispraxis der Anthroposophie, Stuttgart 1993

Johannes Wagemann, **Meditation – Untersuchungsgegenstand, Forschungsmittel und Entwicklungsweg.** In: Research on Steiner Education (RoSE), Vol. 2 No. 2, 2011, www.rosejourn.com/index.php/rose/article/view/73

Arthur Zajonc, **Aufbruch ins Unerwartete.** Meditation als Erkenntnisweg, Stuttgart 2010

## Weiterführende Kontakte, mit denen auch der Autor in Verbindung stand:

Institut für anthroposophische Meditation:
www.infamed.de

Meditation Initiative Goetheanum Worldwide:
www.meditation.goetheanum.org/
Die-Initiative.2367.0.html

Ebenfalls im Info3-Verlag:

Jens Heisterkamp

# Anthroposophische Spiritualität

Denken, Meditation und geistige Erfahrung
bei Rudolf Steiner.

## Eine Einführung

Waldorfpädagogik, bio-dynamischer Landbau,
Misteltherapie, Wirtschaftsunternehmen wie Weleda
– fast jeder kennt die Anthroposophie als praktische
Reformbewegung. Worin aber liegt ihre spirituelle
Botschaft?
Das vorliegende Buch antwortet auf diese Frage und
zeichnet den Weg nach, den Rudolf Steiner selbst vom
philosophischen Denken zu Meditation und geistiger
Erfahrung gegangen ist. So entstand ein neuer Zugang
zu Spiritualität, der den Intellekt in Richtung einer
Selbstklärung des Bewusstseins übersteigt.
Ebenso dialogisch offen für neu Interessierte wie auch
vertiefend für Kenner der Anthroposophie zeigt dieses
Buch, worum es der anthroposophischen Spiritualität
geht: um Selbstfindung im All-Einen.

136 Seiten, Klappenbroschur, ISBN 978-3-95779-020-0

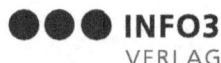 **INFO3**
VERLAG

Kirchgartenstr. 1, 60439 Frankfurt
Tel.  069 / 58 46 47, Fax 069 / 58 46 16

E-Mail: vertrieb@info3.de

WWW.INFO3-VERLAG.DE